Les génériques en un coup d'œil pour les infirmiers 2021–2022

Chez le même éditeur

Du même auteur :
Les pathologies en un coup d'oeil, par S. Cornec, 2e édition, 2021, 208 pages.

Les bilans sanguins en un coup d'œil, par S. Cornec, 2019, 192 pages.

Pharmacologie en soins infirmiers – L'essentiel en un coup d'œil, par S. Cornec, 2019, 152 pages.

Autres ouvrages :
Fiches de soins infirmiers, par P. Hallouët, J. Eggers et E. Malaquin-Pavan, 6e édition, 2020, 792 pages.

Guide pratique infirmier, par G. Perlemuter et L. Perlemuter, 6e édition, 2020, 1920 pages.

Les 100 fiches outils incontournables de l'infirmier, par A. Louvié, 2020, 304 pages.

Méga Guide PHARMACO infirmier, par L. Chouchana et N. Dussaule, 2e édition, 2020, 896 pages.

100 fiches pratiques infirmières face aux situations d'urgence – Les premiers gestes en attendant le médecin, par E. Casilino, E. Kargougou, 2019, 560 pages.

Calculs de doses en 450 exercices corrigés pour les 3 ans du D.E.I., par J. Chevillotte et C. Muller, 3e édition, 2018, 248 pages.

Guide du calcul de doses et de débits médicamenteux, par D. Rispail et A. Viaux, 6e édition, 2017, 240 pages.

Les génériques en un coup d'œil pour les infirmiers 2021–2022

Correspondances DCI – Princeps

3e édition

Stéphane Cornec

Infirmier diplômé d'État

Elsevier Masson

ELSEVIER

Elsevier Masson SAS, 65, rue Camille-Desmoulins, 92442 Issy-les-Moulineaux cedex, France

Les génériques en un coup d'œil pour les infirmiers 2021–2022. Correspondance DCI – Princeps. 3e édition, de Stéphane Cornec.

ISBN : 978-2-294-77111-8

e-ISBN : 978-2-294-77142-2

Table des matières

Notes

Le présent ouvrage a pour but d'aider les IDE à étudier une prescription médicamenteuse. En cas de doute sur la posologie, les contre-indications ou les effets indésirables d'un médicament, la consultation du médecin prescripteur est indispensable.

L'effet indésirable « troubles digestifs » regroupe les nausées, vomissements et diarrhées.

L'utilisations des antidépresseurs peut provoquer une levée de l'inhibition psychomotrice. Le risque suicidaire en début de traitement s'en trouve majoré et doit être pris en compte.

Les neuroleptiques peuvent provoquer la survenue d'un syndrome malin potentiellement fatal. Ce syndrome est à suspecter devant : une hyperthermie, une rigidité musculaire, des troubles neurovégétatifs, une altération de la conscience ou une augmentation des CPK. Le traitement doit alors être interrompu.

Peut-on écraser un comprimé ou ouvrir une gélule ?

En principe, il ne faut pas écraser :

- un comprimé à libération prolongé (risque de surdosage) ;
- un comprimé gastrorésistant (risque de destruction du principe actif et d'irritation de l'estomac) ;
- un comprimé orodispersible (il peut être dissout dans un peu d'eau).

Les gélules, notamment les formes à libération prolongée, ne devraient pas être ouvertes, sauf indication contraire dans le RCP.

Il ne faut pas écraser les microgranules contenus dans les gélules.

Les comprimés pelliculés peuvent avoir un goût désagréable une fois écrasés.

Écraser un comprimé s'effectuant en général hors AMM, il convient préalablement de rechercher un avis médical et, si possible, la prescription d'une autre forme galénique (solution buvable par exemple).

Au nombre de 12, les *never events* sont des événements indésirables graves évitables. Ils sont décrits sur le site de l'ANSM. En voici la liste :

1. Erreur lors de la prise en charge des patients traités avec des médicaments anticoagulants.
2. Erreur lors de l'administration du chlorure de potassium injectable.
3. Erreur de préparation de spécialités injectables pour lesquelles le mode de préparation est à risque.
4. Erreur d'administration par injection intrathécale au lieu de la voie intraveineuse.
5. Erreur d'administration par injection parentérale au lieu de la voie orale ou entérale.
6. Surdosage en anticancéreux, notamment en pédiatrie.
7. Erreur de rythme d'administration du méthotrexate par voie orale (hors cancérologie).
8. Erreur d'administration d'insuline.
9. Erreur d'administration de spécialités utilisées en anesthésie réanimation au bloc opératoire.
10. Erreur d'administration de gaz à usage médical.
11. Erreur de programmation des dispositifs d'administration (pompes à perfusion, seringues électriques...).
12. Erreur lors de l'administration ou l'utilisation de petits conditionnements unidoses en matière plastique, notamment à la maternité ou en pédiatrie.

Abréviations

AFTN	anomalie de fermeture du tube neural
AINS	anti-inflammatoire non stéroïdien
AIT	accident ischémique transitoire
ALAT	alanine aminotransférase
AMM	autorisation de mise sur le marché
AMP	assistance médicale à la procréation
AOMI	artériopathie oblitérante des membres inférieurs
ARA	antagoniste des récepteurs de l'angiotensine
ASAT	aspartate aminotransférase
ATCD	antécédent
ATEA	accident thromboembolique artériel
ATEV	accident thromboembolique veineux
AVC	accident vasculaire cérébral
BAV	bloc atrioventriculaire
BPCO	bronchopneumopathie chronique obstructive
CAM	céphalées par abus médicamenteux
CBNPC	cancer bronchique non à petites cellules
CBPC	cancer bronchique à petites cellules
CI	contre-indications
CIVD	coagulation intravasculaire disséminée
CMV	cytomégalovirus
Comp.	comprimé
CPK	créatine phosphokinase
CPNPC	cancer du poumon non à petites cellules
CPPC	cancer du poumon à petites cellules
DID	diabète insulinodépendant (diabète de type 1)
DNID	diabète non insulinodépendant (diabète de type 2)
DPD	dihydropyrimidine déshydrogénase
EP	embolie pulmonaire
EPPI	eau pour préparation injectable
ESPT	état de stress post-traumatique
GEP	gastro-entéro-pancréatique
Gamma-GT	gamma-glutamyltranspeptidase
HBP	hypertrophie bénigne de la prostate
HBPM	héparine de bas poids moléculaire

HCC	hépatite C chronique
HLA	human leukocyte antigen
HNF	héparine non fractionnée
HSV	*Herpes simplex virus*
HTA	hypertension artérielle
HTAP	hypertension artérielle pulmonaire
HTIC	hypertension intracrânienne
IAC	Intersocietal Accreditation Commission
IC	insuffisance cardiaque
ICS	insuffisance cardiaque sévère
IDM	infarctus du myocarde
IEC	inhibiteur de l'enzyme de conversion
IH	insuffisance hépatique
IHM	insuffisance hépatique modérée
IHS	insuffisance hépatique sévère
IM	intramusculaire
IMAO	inhibiteur de la monoamine-oxydase
IPP	inhibiteur de la pompe à protons
IR	insuffisance rénale
IRA	insuffisance rénale aiguë
IRC	insuffisance rénale chronique
IRM	imagerie par résonance magnétique
IRS	insuffisance rénale sévère
IRT	insuffisance rénale terminale
ISRS	inhibiteur sélectif de la recapture de la sérotonine
IV	intraveineuse
IVD	intraveineuse directe
IVL	intraveineuse lente
IVMI	insuffisance veineuse des membres inférieurs
LAL	leucémie aiguë lymphoblastique
LLC	leucémie lymphoïde chronique
LMC	leucémie myéloïde chronique
LP	à libération prolongée
MEOPA	mélange équimolaire oxygène-protoxyde d'azote
MICI	maladie inflammatoire chronique de l'intestin
MoSARE	modulateur sélectif de l'activation des récepteurs aux œstrogènes
NFS	numération-formule sanguine
NOIAN	neuropathie optique ischémique antérieure non artéritique
NYHA	New York Heart Association
OMI	œdème des membres inférieurs

ORL	oto-rhino-laryngologie
PA	pression artérielle
PIO	pression intraoculaire
PSE	pousse seringue électrique
PTH	*parathyroid hormone*
RCP	résumé des caractéristiques du produit
RGO	reflux gastro-œsophagien
RVO	rupture de varices œsophagiennes
SAS	syndrome d'apnée du sommeil
SC	sous-cutanée
SEP	sclérose en plaques
SIADH	syndrome de sécrétion inappropriée d'hormone antidiurétique
SLA	sclérose latérale amyotrophique
SNC	système nerveux central
Sol. inj.	solution injectable
Sol.	solution
TDAH	trouble déficitaire de l'attention avec hyperactivité
TEV	thromboembolie veineuse
THS	traitement hormonal substitutif
TIH	thrombopénie induite par l'héparine
TOC	troubles obsessionnels compulsifs
TVP	thrombose veineuse profonde
UGD	ulcère gastroduodénal
USI	unité de soins intensifs
VEMS	volume expiratoire maximal seconde
VGO	varices gastro-œsophagiennes
VIH	virus de l'immunodéficience humaine
VHB	virus de l'hépatite B
VM	ventilation mécanique
VMA	ventilation mécanique assistée
VZV	virus varicelle-zona

Glossaire

(Volontairement succinct, ce glossaire ne se substitue pas à un dictionnaire médical)

Acouphène : sensation auditive de type sifflement.

Aérophagie : déglutition d'air dans l'œsophage et l'estomac.

Agranulocytose : disparition des leucocytes granuleux du sang.

Akathisie : incapacité à se mettre ou à rester en position assise.

Ankylostomiase : parasitose intestinale par un ver provoquant une anémie.

Akinésie : immobilité

Alopécie : chute des cheveux.

Alzheimer (maladie de) : démence caractérisée par de gros troubles de la mémoire et une désorientation temporospatiale.

Aménorrhée : absence anormale du flux menstruel.

Amnésie antérograde : perte de la mémoire comprenant les événements qui suivent la prise médicamenteuse.

Anémie : diminution du nombre des érythrocytes.

Anesthésiophagie : morsure aux joues, à la langue, etc., lors de la mastication, liées à l'anesthésie locale en odontostomatologie.

Angor : crise de douleurs constrictives d'origine coronaire.

Anorexie : diminution de l'appétit.

Antinéoplasique : anticancéreux.

Anurie : absence d'urine.

Arthralgie : douleur articulaire.

Arthrose : affection chronique dégénérative non inflammatoire des articulations.

Ascaridiose : ensemble des troubles liés aux ascaris (des vers).

Ascite : accumulation de liquide dans la cavité péritonéale.

Asthénie : affaiblissement de l'état général.

Ataxie : incoordination des mouvements volontaires.

Bradycardie : ralentissement du rythme cardiaque.

Bradyphrénie : ralentissement des fonctions mentales.

Brugada (syndrome de) : maladie génétique rare entraînant un risque d'arythmie ventriculaire élevé.

Candidose : maladie provoquée par des champignons du genre *Candida*.

Céphalée : mal de tête violent et tenace.

Child Pugh : score en hépatologie.

Cholélithiase : présence de calculs dans la vésicule ou les voies biliaires.

Chorée : manifestation neurologique entraînant des mouvements rapides, saccadés et involontaires.

Chromaturie : coloration excessive des urines.

Collagénose : atteinte diffuse du collagène.

Cyanopsie : trouble de la vision des couleurs qui amplifie le bleu.

Dermatophytie : maladie de la peau provoquée par un champignon parasite.

Diplopie : vision double.

Dyscrasie : anomalie des propriétés du sang (excès ou carence d'éléments figurés...).

Dysgueusie : altération du goût.

Dyskinésie : difficulté des mouvements.

Dyspepsie : digestion difficile.

Dystocie : accouchement difficile.

Embolie pulmonaire : obstruction d'une artère pulmonaire par un corps étranger (le plus souvent un thrombus). L'embolie pulmonaire est une complication de la thrombose veineuse profonde (TVP).

Eczéma : placard rouge prurigineux avec apparition de vésicules.

Endocardite : inflammation de la tunique interne du cœur.

Enzyme de conversion : enzyme d'origine hépatique qui transforme l'angiotensine I en angiotensine II.

Éosinophilie : présence de leucocytes éosinophiles.

Épistaxis : saignement du nez.

Érythrasma : plaque jaune brunâtre, non prurigineuse, se situant au niveau inguinoscrotale.

Érythrodysesthésie palmoplantaire : rougeurs, fourmillement, dessèchement de la peau de la paume des mains et/ou de la plante des pieds.

Exanthème : rougeur cutanée, sans vésicule.

Extemporané : qui se prépare quand on en a besoin (ex. : une perfusion à préparation extemporanée).

Extravasation : infiltration accidentelle d'un produit injectable au niveau des tissus mous entourant la veine.

Fasciculations : contractions involontaires de fibres musculaires.

Flush : accès de rougeur cutanée, notamment au niveau du visage.

Gastralgies : douleur de l'estomac.

Glaucome : affection oculaire caractérisée par une augmentation de la pression intraoculaire.

Goutte : affection inflammatoire touchant les articulations et liée à un excès d'acide urique dans le sang.

Gynécomastie : hypertrophie mammaire chez l'homme.

Hématémèse : évacuation par la bouche de sang d'origine digestive.

Hémoptysie : évacuation par la bouche de sang provenant du système ventilatoire.

Hématopoïétique : qui concerne la formation des globules sanguins.

Hémiballisme : affection provoquant des mouvements involontaires violents d'une moitié du corps.

Hernie : masse formée par une partie d'organe sortie de sa cavité par un orifice naturel ou accidentel.

Huntington (maladie de) : affection neurodégénérative héréditaire.

Hyperglycémie : excès de sucre dans le sang.
Hyperhémie : excès de sang dans les vaisseaux d'un organe.
Hyperhidrose : sudation excessive.
Hyperkaliémie : excès de potassium dans le sang.
Hyperoxalurie : présence excessive d'acide oxalique dans les urines avec risque de calculs rénaux.
Hypersialorrhée : salivation excessive.
Hypertrichose : développement anormal du système pileux.
Hypokaliémie : diminution excessive du potassium sanguin.
Hyponatrémie diminution excessive du sodium sanguin.
Hypoplasie : développement insuffisant d'un tissu ou d'un organe.
Hypotension orthostatique : diminution importante de la tension artérielle lors du passage de la position couchée à la position assise, puis debout.
Hypotonie : diminution de la tonicité musculaire.
Ictère : coloration jaune de la peau et des muqueuses.
Idiopathique : sans cause connue.
Impétigo : dermatose infectieuse et contagieuse siégeant surtout au visage et aux mains.
Infarctus du myocarde : oblitération d'une artère coronaire.
Impaction fécale : accumulation de matières fécales dans le rectum avec absence d'évacuation depuis plusieurs jours.
Insuffisance cardiaque : inaptitude du cœur à répondre aux besoins hémodynamiques de l'organisme.
Insuffisance rénale : défaillance des fonctions des reins qui se manifeste, entre autres, par une diminution ou un arrêt de l'émission spontanée d'urine.
Intrathécale : situé dans l'espace sous-arachnoïdien qui contient le liquide céphalorachidien.
Kératite : inflammation de la cornée.
Leucopénie : diminution excessive des globules blancs sanguins.
Lichen : dermatoses se caractérisant par la présence de papules plus ou moins prurigineuses.
Lithiase biliaire : formation de calculs dans la vésicule biliaire.
Logorrhée : flux de paroles.
Lyme (maladie de) : affection due à une bactérie inoculée par une tique.
Mégacôlon : dilatation du gros intestin accompagnée de constipation et de stase fécale.
Mélæna : sang noir mélangé ou non aux selles.
Météorisme : gonflement de l'abdomen par des gaz intestinaux.
Méthémoglobinémie : affection génétique ou acquise par intoxication provoquant une mauvaise fixation de l'oxygène dans l'hémoglobine.
Métrorragies : hémorragie utérine en dehors des règles.
Mucite : inflammation de la muqueuse orale.
Myalgie : douleur musculaire.
Myasthénie : affection se manifestant par une tendance excessive à la fatigue musculaire.

Myosis : rétrécissement de la pupille.
Narcolepsie : tendance pathologique et irrésistible au sommeil.
Nécrose : processus de mort tissulaire.
Néphrotoxicité : pouvoir nocif sur le rein.
Neutropénie : diminution excessive des polynucléaires neutrophiles sanguins.
Nystagmus : mouvement oscillatoire involontaire du globe oculaire.
Oculogyrie : mouvement des yeux dans leur orbite.
Oligurie : diminution de la quantité des urines.
Onychorrhexis : fragilité anormale des ongles.
Ostéoporose : déminéralisation du squelette.

Ototoxicité : pouvoir nocif pour l'oreille.
Oxyurose : parasitose intestinale par un ver oxyure.
Paget (maladie osseuse de) : se caractérise par la déformation de certaines pièces osseuses.
Paraphilie : attirance ou pratiques sexuelles en dehors des normes admises.
Paresthésie : anomalie de la perception des sensations.
Parkinson (maladie de) : affection se caractérisant par des tremblements et une rigidité musculaire caractéristiques.
Parkinsonisme : tremblements, hypertonie, akinésie.
Péridurale : espace anatomique situé autour de la dure-mère.
Phénylcétonurie : maladie enzymatique héréditaire liée à un trouble du métabolisme de la phénylalanine.
Phéochromocytome : tumeur de la glande médullosurrénale se manifestant par des poussées hypertensives.
Phlébites : inflammation d'une veine.
Phosphène : sensation lumineuse perçue par l'œil sans rapport avec la lumière.
***Pityriasis versicolor* :** dermatose liée à un champignon et se caractérisant par l'apparition de taches fauves.
***Placenta prævia* :** insertion anormale du placenta dans l'utérus.
Pollakiurie : fréquence exagérée des mictions.
Polyarthrite rhumatoïde : affection chronique dégénérative inflammatoire des articulations.
Porphyrie : pathologie liée à une perturbation du métabolisme des porphyrines.
Préprandial(e) : avant un repas.
Prodrome : signe avant-coureur.
Prurit : démangeaisons.
Ptosis : chute de la paupière supérieure.
Purpura : hémorragie cutanée.
Pyrexie : fièvre.
Pyrosis : sensation de brûlure, partant de l'estomac et remontant le long de l'œsophage, pouvant être accompagnée de rejets acides. C'est le signe d'un reflux gastro-œsophagien.

Rhabdomyolyse : destruction du muscle strié.
Rachialgie : douleur localisée au niveau de la colonne vertébrale.
Rash : éruptions transitoires.
Sclérose latérale amyotrophique (SLA) : provoque une atrophie musculaire y compris des muscles respiratoires. La médiane de survie est de trois ans. Aussi nommée maladie de Charcot.
Séborrhée : augmentation de la sécrétion des glandes sébacées.
Septicémie : présence importante de germes pathogènes dans le sang.
Stéatorrhée : surabondance de matières grasses excrétées dans les selles.
Stomatite : inflammation de la muqueuse buccale.
Syphilis : infection sexuellement transmissible.
Tachycardie : accélération du rythme cardiaque.
Télangiectasie : dilatation des vaisseaux éloignés du cœur.
Tératogène : qui peut provoquer une malformation fœtale.
Thrombocytopénie : diminution du nombre de plaquettes dans le sang.
Thrombopénie : *idem* thrombocytopénie.
Thrombose veineuse profonde (TVP) : obstruction d'une veine, le plus souvent des membres inférieurs, par un thrombus (un caillot de sang). À l'origine de la TVP, on retrouve souvent une immobilisation prolongée (alitement, mais aussi vol long-courrier…) ou une activation des facteurs de coagulation (traumatisme, chirurgie…).
Ulcère : perte de substance du revêtement cutané ou muqueux ayant peu de tendance à la cicatrisation.
Uricémie : présence d'acide urique dans le sang.
Urticaire : éruption cutanée prurigineuse.
Vaccin antiamaril : vaccin contre la fièvre jaune.
Veinite : inflammation de la paroi veineuse.
Xérostomie : sécheresse buccale.
Zollinger Ellison (syndrome de) : affection se caractérisant par des ulcères digestifs réfractaires aux traitements usuels.

1

DCI – PRINCEPS

Les génériques en un coup d'œil pour les infirmiers 2021–2022

DCI	PRINCEPS	INDICATIONS	CONTRE-INDICATIONS	EFFETS INDÉSIRABLES
ABACAVIR (comp. pelliculés sécables, à prendre pendant ou en dehors des repas/écrasement possible/existe en sol. buv.)	Ziagen®	(*Antirétroviral*) Traitement de l'infection par le VIH	Hypersensibilité à l'un des constituants IHS Patients porteurs du gène HLA-B*5701	Troubles digestifs Éruptions cutanées Fièvre Léthargie Céphalées…
ABACAVIR + LAMIVUDINE (comp. pelliculés, à prendre pendant ou en dehors des repas)	Kivexa®	(2 *antirétroviraux*) Association de 2 antirétroviraux dans le traitement de l'infection par le VIH	Hypersensibilité à l'un des constituants Patients porteurs du gène HLA-B*5701 Enfants < 25 kg	Troubles digestifs Éruptions cutanées Fièvre Léthargie Céphalées…
ABACAVIR + LAMIVUDINE + ZIDOVUDINE (comp. pelliculés, à prendre pendant ou en dehors des repas)	Trizivir®	(3 *antirétroviraux*) Association de 3 antirétroviraux dans le traitement de l'infection par le VIH	IRT Patients porteurs du gène HLA-B*5701 Hémoglobine < 7,5 g/dL Neutrophiles < 0,75 × 10^9/L…	Troubles digestifs Éruptions cutanées Fièvre Léthargie Céphalées Rash…
ACAMPROSATE (comp. pelliculés gastrorésistants, à prendre de préférence en dehors des repas si la tolérance digestive est bonne)	Aotal®	(*Dépendance alcoolique*) Maintien de l'abstinence chez le patient alcoolodépendant	Hypersensibilité à l'un des constituants IR Allaitement	Troubles digestifs Douleurs abdominales Flatulences Prurit Diminution de la libido…

DCI	PRINCEPS	INDICATIONS	CONTRE-INDICATIONS	EFFETS INDÉSIRABLES
ACARBOSE (comp. sécables ou non/ peuvent être avalés ou croqués en début de repas)	Glucor®	(*Inhibiteur de l'alpha-glucosidase : diminution de l'hyperglycémie postprandiale*) Traitement du diabète de type 2 (DNID)	MICI Hernie intestinale majeure Ulcération du côlon IHS, IRS...	Douleurs gastrointestinales et abdominales Flatulences Diarrhées Peu fréquent : nausées...
ACÉBUTOLOL (comp. pelliculés sécables ou non/la forme LP ne doit pas être écrasée/existe en sol. buv.)	Sectral® (... LP®)	(*Bêtabloquant sélectif*) HTA Traitement de certains troubles du rythme Prophylaxie des crises d'angor stable (forme LP) et d'effort	Hypotension Bradycardie Asthme sévère BPCO sévère IC non contrôlé Acidose métabolique Allaitement...	Troubles digestifs Fatigue Dyspnées Céphalées Rash Anticorps antinucléaires...
ACÉCLOFÉNAC (comp. pelliculés/à avaler entiers avec au moins un demi-verre d'eau/peut être pris pendant les repas)	Cartrex®	(*AINS*) Douleur et inflammation dans l'arthrose, la polyarthrite rhumatoïde, la spondylarthrite ankylosante	Hypersensibilité aux AINS Ulcère peptique évolutif ou ATCD ICS, IHS, IRS Grossesse ≥ 6 mois...	Troubles digestifs Gastrites Élévation des enzymes hépatiques Dyspepsies Ulcérations buccales...
ACÉNOCOUMAROL (comp. quadrisécables, à prendre 1 fois par jour, de préférence le soir, pour permettre la modulation de la dose en fonction de l'INR)	Mini-Sintrom® Sintrom®	(*Antithrombotique*) Traitement des TVP et de l'EP ainsi que la prévention de leur récidive, en relai de l'héparine...	IHS Association au millepertuis, à la phénylbutazone, à l'acide acétylsalicylique selon les doses...	Manifestations hémorragiques : épistaxis, gingivorragie... Rare : alopécie Très rare : lésions hépatiques...

DCI	PRINCEPS	INDICATIONS	CONTRE-INDICATIONS	EFFETS INDÉSIRABLES
ACÉTYLCYSTÉINE (comp. effervescents, pastilles à sucer, poudre et granulés pour sol. buv. en sachet-dose)	Fluimucil expectorant acétylcystéine® Exomuc® MucoDrill® Mucomyst®	(*Mucolytique*) Traitement des troubles de la sécrétion bronchique, notamment au cours des affections bronchiques aiguës	Hypersensibilité à l'un des constituants Nourrissons (moins de 2 ans) Phénylcétonurie (si présence d'aspartame)	Risque de surencombrement bronchique Prurit, urticaire… Possibles intolérances digestives
ACÉTYLCYSTÉINE (sol. inj. pour perf./le traitement doit être instauré dans les 8 h suivant l'ingestion de paracétamol)	Hidonac®	(*Antidote du paracétamol*) Intoxication aiguë par le paracétamol, lorsque l'administration orale de NAC est impossible	Hypersensibilité à l'un des constituants	Fréquence indéterminée : – nausées/vomissements – érythèmes, prurit – hypotension – tachycardie…
ACÉTYLLEUCINE (comp.)	Tanganil® TanganilPro®	(*Antivertigineux*) Traitement symptomatique de la crise vertigineuse	Hypersensibilité à l'un des constituants	Très rarement : éruptions cutanées, prurit, urticaire
ACICLOVIR (200 mg) (comp./existe en sol. inj. en IV stricte, à passer en 1 h. minimum, et en susp. buv.)	Zovirax®	(*Antiviral*) Prévention et traitement des infections à HSV	Hypersensibilité à l'un des constituants ou au valaciclovir	Céphalées Troubles digestifs Douleurs abdominales Sensations ébrieuses Prurit…
ACICLOVIR (800 mg) (comp.)	Zovirax®	(*Antiviral*) Prévention des complications du zona oculaire de l'adulte	Hypersensibilité à l'un des constituants ou au valaciclovir	Céphalées Troubles digestifs Douleurs abdominales Sensations ébrieuses Prurit…

DCI	PRINCEPS	INDICATIONS	CONTRE-INDICATIONS	EFFETS INDÉSIRABLES
ACICLOVIR (crème/5 applications par jour à débuter le plus tôt possible/ne pas dépasser 5 jours de traitement sans avis médical)	Activir® Kendix® Zovirax®	(*Antiviral*) Traitement des poussées d'herpès labial localisé	Hypersensibilité à l'un des constituants, au valaciclovir et au propylène glycol Enfants < 6 ans	Possibles : sensations de picotements, sécheresse cutanée, prurit…
ACICLOVIR (pommade ophtalmique, à appliquer dans le cul de sac conjonctival inférieur, 5 fois par jour)	Zovirax®	(*Antiviral*) Kératite herpétique	Hypersensibilité à l'un des constituants et au valaciclovir	Douleur transitoire à l'application Kératite ponctuée superficielle…
ACIDE ACÉTYLSALICYLIQUE (comp. à croquer ou non, comp. effervescents, comp. gastrorésistants)	Alka-Seltzer® Aspirine® Aspro® AsproFlash®	(*AINS*) Traitement symptomatique des douleurs d'intensité légère à modérée et/ou des états fébriles	Hypersensibilité à l'un des constituants UGD en évolution IHS, IRS ICS non contrôlée Risque hémorragique…	Possibles : épistaxis, gingivorragie…, ulcère gastrique, douleurs abdominales, céphalées, vertiges…
ACIDE ACÉTYLSALICYLIQUE (comp. gastrorésistants, à prendre entiers, sans les écraser/existe en poudre pour sol. buv.)	Aspirine Protect® Kardégic® Résitune®	(*AINS*) Prévention des complications vasculaires dans la maladie athéromateuse ischémique…	ATCD d'asthme induit par le principe actif ou un autre AINS ATCD d'AVC hémorragique Thrombocytopénie…	Possibles : ulcère gastrique, gastrite, douleurs abdominales, céphalées, vertiges…

DCI	PRINCEPS	INDICATIONS	CONTRE-INDICATIONS	EFFETS INDÉSIRABLES
ACIDE ALENDRONIQUE (comp. à prendre à jeun, assis ou debout, avec un grand verre d'eau/ne pas écraser/ne pas s'allonger jusqu'à 30 min après)	Fosamax® Stéovess®	(*Anti-ostéoporotique*) Traitement de l'ostéoporose postménopausique/ réduit le risque de fracture vertébrale et de la hanche	Hypocalcémie Incapacité à se tenir debout ou assis pendant au moins 30 min Anomalie de l'œsophage retardant le transit : sténose, achalasie	Céphalées Vertiges Douleurs abdominales Douleurs ostéoarticulaires ou musculaires Asthénie…
ACIDE ALENDRONIQUE + CHOLÉCALCIFÉROL (comp., à prendre à jeun, assis ou debout, avec un grand verre d'eau/ne pas écraser/ne pas s'allonger jusqu'à 30 min après/ existe en comp. effervescents)	Adrovance® Fosavance®	(*Anti-ostéoporotique + vitamine D3*) Traitement de l'ostéoporose postménopausique/ réduit le risque de fracture vertébrale et de la hanche	Hypocalcémie Incapacité à se tenir debout ou assis pendant au moins 30 min Anomalie de l'œsophage retardant le transit : sténose, achalasie	Céphalées Vertiges Douleurs abdominales Dyspepsie Douleurs ostéoarticulaires ou musculaires Asthénie…
ACIDE CARGLUMIQUE (comp. dispersibles, à laisser fondre dans un verre d'eau et à prendre extemporanément)	Carbaglu®	(*Analogue structural du N-acétylglutamate*) Hyperammoniémie	Hypersensibilité à l'un des constituants Allaitement	Hyperhidrose Peu fréquents : diarrhées, vomissements, bradycardie…
ACIDE FOLIQUE (comp./cette forme galénique ne convient pas à l'enfant de moins de 6 ans)	Spécialfoldine®	(*Vitamine B9*) Carences en vitamine B9 (malnutrition, éthylisme, malabsorption intestinale) Prévention primaire du risque d'AFTN	Hypersensibilité à l'un des constituants Anémie mégaloblastique non diagnostiquée Anémie macrocytaire d'étiologie inconnue Anémie pernicieuse	Possibilité de troubles gastrointestinaux Très rares cas de réactions allergiques cutanées Très rares réactions anaphylactiques…

DCI	PRINCEPS	INDICATIONS	CONTRE-INDICATIONS	EFFETS INDÉSIRABLES
ACIDE FOLIQUE (comp., à prendre au moins 4 semaines avant la conception et dans les 8 semaines qui la suivent)	Spécialfoldine®	(*Vitamine B9*) Prévention primaire des risques d'anomalies embryonnaires de fermeture du tube neural (AFTN)	Hypersensibilité à l'un des constituants	Possibilité de troubles gastrointestinaux Très rares cas de réactions allergiques cutanées Très rares réactions anaphylactiques
ACIDE FUSIDIQUE (FUSIDATE DE SODIUM) (crème : convient aux lésions suintantes, macérées et des plis/existe en pommade pour les autres plaies)	Fucidine®	(*Antibiotique*) Infections de la peau dues à staphylocoque et streptocoque	Hypersensibilité à l'un des constituants	Peu fréquents : prurit, rash, douleurs et irritations au site d'application...
ACIDE FUSIDIQUE (FUSIDATE DE SODIUM) (comp./existe en poudre pour sol. pour perf. IV et sol. buv. en flacon)	Fucidine®	(*Antibiotique*) Traitement des infections staphylococciques notamment cutanées, osseuses et articulaires	Hypersensibilité à l'un des constituants Traitement concomitant par statines	Troubles digestifs Dyspepsie Ictère Asthénie Peu fréquents : céphalées...
ACIDE FUSIDIQUE (gel ophtalmique/appliquer une goutte dans le sac conjonctival inférieur, matin et soir/attendre 15 min. avant instillation d'un autre collyre)	Fucithalmic®	(*Antibiotique*) Traitement antibactérien local des conjonctivites, des kératites, des ulcères cornéens, des orgelets et des blépharites	Hypersensibilité à l'un des constituants	Irritations oculaires

DCI	PRINCEPS	INDICATIONS	CONTRE-INDICATIONS	EFFETS INDÉSIRABLES
ACIDE GADOTÉRIQUE (avant l'administration, une évaluation de la fonction rénale est conseillée/usage diagnostique uniquement)	Dotarem®	(*Produit de contraste*) Sol. inj. à utiliser avant une IRM pour l'aide au diagnostic	Hypersensibilité à l'acide gadotérique, à la méglumine ou aux médicaments à base de gadolinium	Peu fréquents : nausées, céphalées, éruptions cutanées, vertiges...
ACIDE IBANDRONIQUE (comp. pelliculés, à prendre à jeun le matin, sans les mâcher, en position assise ou debout/ ne pas s'allonger dans l'heure qui suit/existe en sol. inj.)	Bonviva®	(*Inhibiteur de la résorption osseuse/ bisphosphonate*) Traitement de l'ostéoporose postménopausique	Incapacité à rester en position assise pendant 60 min Ralentissement du transit œsophagien Hypocalcémie	Arthralgies Symptômes pseudogrippaux Céphalées Nausées Diarrhées...
ACIDE IBANDRONIQUE (sol. à diluer pour perf. IV, à administrer sur une durée d'au moins 15 min, en fonction de la clairance de la créatinine)	Bondronat®	(*Inhibiteur de la résorption osseuse/ bisphosphonate*) Prévention des complications des métastases osseuses liées au cancer du sein Hypercalcémie induite par des tumeurs	Hypersensibilité à l'un des constituants Hypocalcémie Grossesse/allaitement Enfants et adolescents	Fièvre/infections Hypocalcémie Céphalées Troubles digestifs Myalgies/arthralgies...
ACIDE MYCOPHÉNOLIQUE (comp. gastrorésistants, à prendre pendant ou en dehors des repas, sans les écraser)	Myfortic®	(*Immunosuppresseur*) Prévention du rejet aigu d'organe chez les patients adultes ayant bénéficié d'une allogreffe rénale	Hypersensibilité à l'un des constituants Grossesse Allaitement	Troubles digestifs Leucopénie Infections Hypertension Arthralgies Risque de tumeurs...

DCI	PRINCEPS	INDICATIONS	CONTRE-INDICATIONS	EFFETS INDÉSIRABLES
ACIDE NIFLUMIQUE (gel, à appliquer 3 fois par jour/faire pénétrer par un massage doux/bien se laver les mains après application)	Niflugel®	(*AINS*) Traitement symptomatique des tendinites superficielles, entorses, contusions	À partir du 6e mois de la grossesse Peaux lésées : lésions infectées, eczéma, brûlures…	Rares manifestations allergiques cutanées à type prurit ou érythème localisé…
ACIDE NIFLUMIQUE (gélules, à avaler telles quelles, avec un grand verre d'eau/ existe en suppositoire, voir MORNIFLUMATE)	Nifluril®	(*AINS*) Arthroses, tendinites, bursites, polyarthrite rhumatoïde, rhumatismes inflammatoires chroniques…	Au-delà de 5 mois de grossesse révolus IHS, IRS, ICS Ulcère peptique évolutif ATCD d'hémorragies associées aux AINS…	Troubles digestifs Possibles : ulcères peptiques, perforations ou hémorragies gastrointestinales Peu fréquent : gastrites…
ACIDE TIAPROFÉNIQUE (comp. sécables, à prendre tels quels ou dissous dans un grand verre d'eau)	Surgam® Flanid®	(*AINS*) Traitement symptomatique de l'arthrose, des lombalgies, de la polyarthrite rhumatoïde…	Hémorragie en cours UGD IHS, IRS, ICS Au-delà de 5 mois de grossesse révolus Enfants < 15 kg…	Douleurs abdominales Troubles digestifs Dyspepsie Rash, prurit, urticaire Crise d'asthme Peu fréquent : gastrite…
ACIDE TRANEXAMIQUE (comp. pelliculés, sol. buv. et sol. inj.)	Exacyl® Spotof®	(*Antifibrinolytique*) Accidents hémorragiques dus à un état fibrinolytique généralisé…	Thrombose veineuse ou artérielle aiguë ATCD de convulsions IR grave Allergie au blé (comp.)…	Troubles digestifs Peu fréquent : dermite allergique… Si surdosage : céphalées, convulsion

DCI	PRINCEPS	INDICATIONS	CONTRE-INDICATIONS	EFFETS INDÉSIRABLES
ACIDE URSODÉSOXYCHOLIQUE (comp. sécables ou non/une surveillance hépatique est requise)	Delursan® Cholurso®	(*Acide biliaire*) Lithiase biliaire cholestérolique symptomatique Cirrhose biliaire primitive…	Cholécystite aiguë Angiocholite Obstruction complète des voies biliaires Vésicule scléroatrophique…	Diarrhées Fréquence indéterminée : ictère, augmentation des aminotransférases Très rare : urticaire…
ACIDE VALPROÏQUE (comp. gastrorésistants et comp. pelliculés sécables LP, à prendre sans les écraser)	Dépakine® Dépakine Chrono®	(*Antiépileptique*) Traitement des épilepsies généralisées et partielles	Grossesse Hépatite aiguë ou chronique Porphyrie hépatique ATCD d'hépatite sévère…	Effets tératogènes Tremblements Troubles digestifs Céphalées Sédation Anémie…
ACIDE VALPROÏQUE (sol. buv., sirop et granulés LP, pour les personnes ayant des troubles de la déglutition/existe en sol. inj. IV)	Dépakine® Micropakine LP®	(*Antiépileptique*) Traitement des épilepsies généralisées et partielles	Grossesse Hépatite aiguë ou chronique Porphyrie hépatique ATCD d'hépatite sévère…	Effets tératogènes Tremblements Troubles digestifs Céphalées Sédation Anémie…
ACIDE ZOLÉDRONIQUE (sol. pour perf. IV/nécessite une bonne hydratation/à passer en 15 min minimum)	Zométa® Aclasta®	(*Anti-ostéoporotique*) Traitement de l'ostéoporose chez l'adulte à risque élevé de fracture Maladie de Paget…	Hypersensibilité à l'un des constituants ou à d'autres bisphosphonates Hypocalcémie IRS Grossesse/allaitement	Syndrome pseudogrippal Troubles digestifs Céphalées Arthralgies Hypophosphatémie…

DCI	PRINCEPS	INDICATIONS	CONTRE-INDICATIONS	EFFETS INDÉSIRABLES
ADAPALÈNE (crème, à appliquer sur une peau propre et sèche avant le coucher, en évitant les yeux et les lèvres/existe en gel)	Différine®	(*Antiacnéique*) Acné de sévérité moyenne, notamment retentionnelle	Hypersensibilité à l'un des constituants Grossesse ou femme planifiant une grossesse	Irritations locales Picotements Sensation de chaleur Peu fréquent : prurit...
ADÉNOSINE (sol. inj./voie IV en bolus/ réservée à l'usage hospitalier)	Krénosin® Adénoscan®	(*Vasodilatateur*) Tachycardie jonctionnelle Aide au diagnostic des tachycardies à complexes larges...	Hypotension artérielle sévère BPCO avec bronchospasme Syndrome du QT long...	Céphalées Vertiges Nausées Bradycardie Dyspnée...
ADRÉNALINE (sol. inj. en stylo prérempli/ inj. dans la face antérolatérale de la cuisse/un suivi médical après inj. est nécessaire)	Anapen® Émerade® EpiPen®	(*Catécholamine à action vasoconstrictrice et bronchodilatatrice*) Traitement d'urgence des réactions allergiques sévères (chocs anaphylactiques)	Hypersensibilité à l'adrénaline Pas de CI absolue en situation d'urgence allergique	Tachycardie Hypertension Nausées Vomissements Céphalées Palpitations Sueurs...
AGOMÉLATINE (comp. pelliculés, à prendre pendant ou en dehors des repas, en une prise unique journalière au coucher)	Valdoxan®	(*Antidépresseur*) Traitement des épisodes dépressifs majeurs de l'adulte	Hypersensibilité à l'un des constituants Insuffisance hépatique Association aux inhibiteurs puissants du CPY1A2	Céphalées Nausées Sensations vertigineuses Atteinte hépatique Anxiété Somnolence...

DCI	PRINCEPS	INDICATIONS	CONTRE-INDICATIONS	EFFETS INDÉSIRABLES
ALENDRONATE (comp., à prendre à jeun, assis ou debout, avec un grand verre d'eau/ne pas écraser/ne pas s'allonger jusqu'à 30 min après/existe en comp. effervescents)	Fosamax® Stéovess®	(*Anti-ostéoporotique*) Traitement de l'ostéoporose postménopausique/réduit le risque de fracture vertébrale et de la hanche	Hypocalcémie Incapacité à se tenir debout ou assis pendant au moins 30 min Anomalie de l'œsophage retardant le transit : sténose, achalasie	Céphalées Vertiges Douleurs abdominales Douleurs ostéoarticulaires ou musculaires Asthénie…
ALENDRONATE + CHOLÉCALCIFÉROL (comp., à prendre à jeun, assis ou debout, avec un grand verre d'eau/ne pas écraser/ne pas s'allonger jusqu'à 30 min après/existe en comp. effervescents)	Adrovance® Fosavance®	(*Anti-ostéoporotique + vitamine D3*) Traitement de l'ostéoporose postménopausique/réduit le risque de fracture vertébrale et de la hanche	Hypocalcémie Incapacité à se tenir debout ou assis pendant au moins 30 min Anomalie de l'œsophage retardant le transit : sténose, achalasie	Céphalées Vertiges Douleurs abdominales Dyspepsie Douleurs ostéoarticulaires ou musculaires Asthénie…
ALFENTANIL (sol. inj. en bolus ou par perf.)	Rapifen®	(*Anesthésique opioïde*) Analgésique central réservé à l'anesthésie	Dépression respiratoire non assistée BPCO Myasthénie Association aux morphiniques agonistes-antagonistes…	Nausées Vomissements Bradycardie Hypotension ou hypertension Apnée Vertiges…

DCI	PRINCEPS	INDICATIONS	CONTRE-INDICATIONS	EFFETS INDÉSIRABLES
ALFUZOSINE (comp. LP, à prendre entiers avec un verre d'eau/Xatral® se présente sous la forme de comp. pelliculés)	Xatral® (... LP®) Urion®	(*Alpha-bloquant*) Traitement des symptômes fonctionnels de l'HBP	Hypotension orthostatique IH, IRS Association aux inhibiteurs puissants du CPY3A4...	Sensations vertigineuses Étourdissements Céphalées Nausées Douleurs abdominales Asthénie...
ALGINATE DE SODIUM + BICARBONATE DE SODIUM (susp. buv., à prendre après le repas)	Gaviscon® Gavisconell®	(*Gel anti-RGO*) Traitement symptomatique du RGO	Hypersensibilité à l'un des constituants	Très rares : réaction d'hypersensibilité type urticaire, bronchospasme...
ALITRÉTINOÏNE (capsules molles, à prendre pendant le repas, 1 fois par jour à la même heure)	Toctino®	(*Immunomodulateur et anti-inflammatoire*) Eczéma chronique des mains chez l'adulte	Allergie aux arachides, au soja ou au fructose Grossesse, allaitement IH, IRS Hypercholestérolémie non contrôlée...	Céphalées Nausées Bouffées vasomotrices Érythèmes Hypercholestérolémie Diminution de la TSH...
ALLOPURINOL (comp., à prendre après un repas pour améliorer la tolérance gastrointestinale)	Zyloric®	(*Uricofreinateur*) Traitement de l'hyperuricémie, de la goutte, de l'hyperuricurie, de l'hyperuracurie Traitement et prévention de la lithiase urique...	Enfants de moins de 6 ans Association à l'azathioprine, au mercaptopurine Intolérance au gluten	Réactions cutanées potentiellement graves Augmentation de la TSH Peu fréquents : troubles digestifs, hépatite, hypersensibilité...

DCI	PRINCEPS	INDICATIONS	CONTRE-INDICATIONS	EFFETS INDÉSIRABLES
ALMOTRIPTAN (comp. pelliculés, à prendre pendant ou en dehors des repas/devant des céphalées régulières, suspecter des CAM)	Almogran®	(*Antimigraineux*) Traitement de la phase céphalalgique de la crise de migraine avec ou sans aura	Pathologies cardiaques ischémiques HTA sévère ou HTA non contrôlée IHS, ATCD d'AVC/AIT…	Étourdissements Somnolence Nausées Vomissements Fatigue…
ALPRAZOLAM (comp. sécables/le traitement doit être aussi bref que possible/ne pas dépasser 4 mg par jour)	Xanax®	(*Anxiolytique*) Traitement symptomatique des manifestations anxieuses sévères Prévention et traitement du *delirium tremens*	Hypersensibilité à l'un des constituants Insuffisance respiratoire sévère IHS, aiguë ou chronique Myasthénie, SAS	Perte de mémoire Irritabilité Céphalées Constipation Dysarthrie Somnolence Ataxie…
ALPROSTADIL (sol. inj. pour perf. IV/toujours diluer préalablement/perf. de plus de 7 jours à éviter)	Prostine VR®	(*Vasodilatateur*) Maintien temporaire de la perméabilité du canal artériel chez l'enfant porteur d'une cardiopathie congénitale ductodépendante	Hypersensibilité à l'un des constituants Insuffisance respiratoire chez le nouveau-né	Pyrexie Apnée Bradycardie Hypotension Crise d'épilepsie Diarrhées Flush…
ALVÉRINE + SIMÉTICONE (capsules molles, à prendre au début des repas ou au moment des douleurs)	MeteoSpasmyl®	(*Antispasmodique*) Traitement symptomatique des manifestations fonctionnelles intestinales notamment avec météorisme	Hypersensibilité à l'un des constituants	Fréquence indéterminée : nausées, céphalées, vertiges, urticaire, prurit… Très rare : atteinte hépatique…

DCI	PRINCEPS	INDICATIONS	CONTRE-INDICATIONS	EFFETS INDÉSIRABLES
AMBRISENTAN (comp. pelliculés, à prendre pendant ou en dehors des repas, sans les couper ou les écraser)	Volibris®	(*Antihypertenseur*) HTAP chez les patients adultes en classes fonctionnelles II et III	Grossesse/allaitement Femmes en âge de procréer sans contraception fiable IHS Fibrose pulmonaire idiopathique…	Œdèmes périphériques Rétention hydrique Céphalées Anémie Troubles digestifs Hypotension Épistaxis…
AMBROXOL (sol. buv./existe en comp. sécables)	Surbronc Expectorant Ambroxol®	(*Mucolytique*) Traitement des troubles de la sécrétion bronchique de l'adulte	Hypersensibilité à l'un des constituants	Peu fréquents : nausées, vomissements, gastralgies, pyrosis, dyspepsie Rare : urticaire…
AMILORIDE (comp./le suivi des patients devra comporter un ionogramme sanguin)	Modamide®	(*Diurétique*) HTA Œdèmes d'origine cardiaque Ascite et œdèmes des cirrhotiques	Hyperkaliémie IR Association au potassium et aux diurétiques hyperkaliémiants	Troubles digestifs Xérostomie Vertiges Crampes musculaires Hypotension orthostatique…
AMILORIDE + FUROSÉMIDE (comp./le suivi des patients devra comporter un ionogramme sanguin)	Logirène®	(*Diurétique*) Œdème de l'insuffisance cardiaque	Hyperkaliémie/IR Association au potassium et aux diurétiques hyperkaliémiants Encéphalopathie hépatique…	Troubles digestifs Xérostomie Vertiges Crampes musculaires Hypotension orthostatique…

DCI	PRINCEPS	INDICATIONS	CONTRE-INDICATIONS	EFFETS INDÉSIRABLES
AMILORIDE + HYDROCHLORO-THIAZIDE (comp. sécable ou non/risque d'hyperkaliémie : faire un suivi biologique)	Modurétic®	(*Diurétique*) HTA Œdèmes d'origine cardiaque Ascite et œdèmes des cirrhotiques	Hyperkaliémie IRA ou IRC Encéphalopathie hépatique Association au potassium et aux diurétiques hyperkaliémiants	Nausées Anorexie Ballonnements Douleurs abdominales Rashs cutanés Élévation de la kaliémie Céphalées…
AMIODARONE (comp. sécables/réaliser ECG avant d'initier le traitement/ existe en sol. inj. en ampoule, pour voie IV)	Cordarone®	(*Antiarythmique*) Prévention des récidives et traitement des tachycardies ventriculaires et supraventriculaires, des fibrillations ventriculaires	Maladie du sinus non appareillée Hyperthyroïdie 2e et 3e trimestres de la grossesse Allaitement…	Photosensibilisation Névrite optique Élévation des transaminases Nausées, vomissements Ictère Bradycardie…
AMISULPRIDE (comp. sécables/la survenue d'un syndrome malin des neuroleptiques potentiellement fatal est possible : voir notes)	Solian®	(*Neuroleptique/ antipsychotique*) Traitement de la schizophrénie	Phéochromocytome Allaitement Enfants < 15 ans Tumeur prolactinodépendante connue ou suspectée…	Hypertonie Tremblements Insomnies, anxiété Prise de poids Nausées Vomissements…

DCI	PRINCEPS	INDICATIONS	CONTRE-INDICATIONS	EFFETS INDÉSIRABLES
AMITRIPTYLINE (comp. pelliculés, à prendre pendant ou en dehors des repas/existe en sol. buv. et sol. inj.)	Élavil® Laroxyl®	(*Antidépresseur*) Épisode dépressif majeur Douleurs neuropathiques périphériques de l'adulte Énurésie nocturne de l'enfant	Risque de glaucome à fermeture d'angle Risque de rétention urinaire lié à des troubles urétroprostatiques IDM récent…	Somnolence Xérostomie Constipation Tachycardie Sueurs Troubles de la miction…
AMLODIPINE (gélules)	Amlor®	(*Antihypertenseur*) HTA Angor chronique stable Angor vasospastique (syndrome de Prinzmetal)	Hypersensibilité aux dihydropyridines Hypotension sévère IC instable/choc Obstruction de la voie d'éjection du ventricule gauche	Céphalées Nausées Somnolence Troubles visuels Palpitations Bouffées vasomotrices Œdèmes…
AMLODIPINE + ATORVASTATINE (comp. pelliculés, à prendre pendant ou en dehors des repas)	Caduet®	(*Antihypertenseur + hypolipidémiant*) Prévention des événements cardiovasculaires chez des patients hypertendus	Affection hépatique évolutive Hypotension sévère Grossesse Allaitement IC instable…	Céphalées Nausées Dyspepsie Gonflement des articulations Douleurs abdominales…

AML – AMO

DCI	PRINCEPS	INDICATIONS	CONTRE-INDICATIONS	EFFETS INDÉSIRABLES
AMLODIPINE + VALSARTAN (comp. pelliculés, à prendre pendant ou en dehors des repas)	Exforge®	(*2 antihypertenseurs*) Traitement de l'hypertension artérielle essentielle	Hypotension sévère 2e et 3e trimestre de la grossesse Choc IC instable Altération sévère de la fonction hépatique...	Rhinopharyngite Grippe Hypokaliémie Céphalées Œdèmes Flush Asthénie...
AMOROLFINE (vernis à ongles médicamenteux/la durée du traitement est de 6 mois pour les ongles des mains, 9 mois pour les pieds)	Locéryl®	(*Antimycosique*) Traitement de 1re intention des onychomycoses sans atteinte matricielle	Hypersensibilité à l'un des constituants	Rares : onychorrhexis, onychoclasies, sensation de brûlure transitoires, dermatites de contact...
AMOXICILLINE (gélules à prendre sans les ouvrir/existe en comp. dispersibles, poudre pour susp. buv. et poudre pour sol. inj. IM/IV)	Clamoxyl® Amodex®	(*Antibiotique*) Infections ORL Infections urinaires Maladie de Lyme Prophylaxie de l'endocardite...	Hypersensibilité à l'un des constituants, aux pénicillines ou à une autre bêtalactamine Phénylcétonurie	Diarrhées Nausées Éruptions cutanées Peu fréquent : vomissements, urticaire, prurit...

DCI	PRINCEPS	INDICATIONS	CONTRE-INDICATIONS	EFFETS INDÉSIRABLES
AMOXICILLINE + ACIDE CLAVULANIQUE (comp. pelliculés à prendre en début de repas/existe en poudre pour susp. buv. et en sol. inj. IV)	Augmentin®	(*Antibiotique*) Infections ORL Infections urinaires Infection de la peau, des tissus mous, des os et des articulations…	Hypersensibilité à l'un des constituants, aux pénicillines ou à une autre bêtalactamine ATCD d'atteinte hépatique liée au produit	Troubles digestifs Candidose cutanéomuqueuse Peu fréquents : éruptions cutanées, céphalées, étourdissements…
AMYLMÉTACRÉSOL (pastilles à sucer, sans les croquer, à distance des repas)	Strepsils®	(*Antiseptique local*) Mal de gorge peu intense et sans fièvre	Hypersensibilité à l'un des constituants Enfant < 6 ans	Fréquence indéterminée : réactions d'hypersensibilités
AMYLMÉTACRÉSOL + LIDOCAÏNE (pastilles/possibilité de fausses routes par anesthésie du carrefour oropharyngé/existe en collutoire)	Strepsils Lidocaïne® Humex Mal de gorge®	(*Antiseptique + anesthésique local*) Maux de gorge peu intenses et sans fièvre Petites plaies buccales, aphtes	Hypersensibilité aux anesthésiques locaux Enfants < 6 ans (pastille) ATCD de méthémoglobinémie	Possibilité de : nausées, endormissement passager de la langue avec risque de fausse route
ANAGRÉLIDE (gélules, à avaler entières, sans les écraser/prévoir un examen cardiovasculaire avant l'instauration du traitement)	Xagrid®	(*Agent antinéoplasique*) Réduction du nombre élevé de plaquettes chez les patients à risque atteints de thrombocytémie essentielle	Hypersensibilité à l'un des constituants IHM, IHS IRM, IRS	Céphalées Troubles digestifs Anémie Tachycardie Palpitations Vertiges Éruptions cutanées…

DCI	PRINCEPS	INDICATIONS	CONTRE-INDICATIONS	EFFETS INDÉSIRABLES
ANASTROZOLE (comp. pelliculés/peut entraîner une diminution de la densité minérale osseuse)	Arimidex®	(*Inhibiteur enzymatique*) Traitement du cancer du sein à récepteurs hormonaux positifs chez la femme ménopausée	Hypersensibilité à l'un des constituants Grossesse Allaitement	Bouffées de chaleur Céphalées Troubles digestifs Arthralgies Asthénie…
APOMORPHINE (sol. inj. SC pour perf. SC/ existe en stylo inj./ne pas utiliser la voie IV)	Apokinon®	(*Antiparkinsonien dopaminergique*) Traitement des fluctuations motrices chez les patients atteints de la maladie de Parkinson	Patients < 18 ans IH Dépression respiratoire Démence/confusion mentale/manifestations psychotiques…	Hallucinations Troubles psychiques Prurit/érythème Nausées Vomissements Somnolence…
APRÉPITANT (gélules, à avaler entière, pendant ou en dehors des repas/existe en poudre pour susp. buv.)	Émend®	(*Antiémétique*) Prévention des nausées et vomissements postopératoires ou induits par certaines chimiothérapies	Hypersensibilité à l'un des constituants Association au pimozide, à la terfénadine, à l'astémizole ou au cisapride	Augmentation des ALAT Constipation Dyspepsie Hoquet Peu fréquents : myosis, insomnies, dysarthrie…
ARIPIPRAZOLE (comp./existe en comp. orodispersibles, sol. buv. et sol. inj.)	Abilify®	(*Neuroleptique/ antipsychotique*) Traitement de la schizophrénie et du trouble bipolaire de type I	Hypersensibilité à l'un des constituants	Akathisie Nausées Vomissements Somnolence Tremblements…

DCI	PRINCEPS	INDICATIONS	CONTRE-INDICATIONS	EFFETS INDÉSIRABLES
ARSENIC TRIOXYDE (sol. à diluer pour perf. IV d'1 à 2 h)	Trisénox®	(*Anticancéreux*) Leucémie promyélocytaire aiguë	Hypersensibilité à l'un des constituants	Vomissements Diarrhées Hyperglycémie Hypokaliémie Taux d'ALAT augmenté Neutropénie...
ARTICAÏNE + ADRÉNALINE (sol. inj./risque d'anesthésiophagie : éviter la mastication durant la période d'insensibilité)	Septanest adrénalinée®	(*Anesthésique local*) Anesthésie locale ou locorégionale en pratique ondotostomatologique	Épilepsie non contrôlée Porphyrie aiguë intermittente Troubles de la conduction auriculoventriculaire sévère	Possibles lipothymies En cas de surdosage : céphalées, nausées, nystagmus Tremblements...
ATAZANAVIR (gélules, à avaler pendant les repas sans les ouvrir/existe en poudre orale pour les patients pédiatriques)	Reyataz®	(*Antirétroviral*) Traitement de l'infection par le VIH-1 chez l'adulte, l'adolescent et l'enfant de plus de 6 ans	IHS voire IHM si associé au ritonavir Association avec la rifampicine, la simvastatine, le millepertuis...	Troubles digestifs Douleurs abdominales Dyspepsie Céphalées Ictère oculaire Rash...
ATÉNOLOL (comp. pelliculés sécables/ ne pas interrompre le traitement brutalement/ les bêtabloquants peuvent aggraver un psoriasis)	Ténormine®	(*Bêtabloquant/ antiarythmique*) HTA Arythmies supraventriculaires et ventriculaires	Asthme et BPCO sévères IC non contrôlée Choc cardiogénique Bradycardie Hypotension...	Asthénie Refroidissement des extrémités Bradycardie Troubles digestifs Impuissance...

DCI	PRINCEPS	INDICATIONS	CONTRE-INDICATIONS	EFFETS INDÉSIRABLES
ATÉNOLOL + NIFÉDIPINE (gélules/ne pas interrompre le traitement brutalement/ les bêtabloquants peuvent aggraver un psoriasis)	Ténordate®	(*Bêtabloquant + vasodilatateur*) HTA	BPCO et asthme sévères IC non contrôlée Choc cardiogénique Bradycardie Hypotension Acidose métabolique IHS…	Céphalées Bradycardie Refroidissement des extrémités Troubles gastrointestinaux Constipation…
ATORVASTATINE (comp. pelliculés, à prendre pendant ou en dehors des repas, en 1 prise journalière/ existe en comp. à croquer)	Tahor®	(*Hypolipidémiant*) Hypercholestérolémie Prévention des maladies cardiovasculaires	Hypersensibilité à l'un des constituants Affection hépatique évolutive Grossesse Allaitement	Nasopharyngites Céphalées Hyperglycémie Troubles digestifs Épistaxis Arthralgies…
ATOSIBAN (sol. à diluer pour perf. et sol. inj./voie IV)	Tractocile®	(*Agent myorelaxant du muscle utérin*) Prévention des accouchements prématurés chez les femmes enceintes adultes	Mort fœtale in utero Rythme cardiaque fœtal anormal Éclampsie et prééclampsie sévère nécessitant l'accouchement…	Nausées Vomissements Céphalées Vertiges Tachycardie Hypotension Hyperglycémie…
ATOVAQUONE (susp. buv./la dose doit être prise en totalité pendant un repas)	Wellvone®	(*Antiparasitaire*) Traitement de la phase aiguë de la pneumonie à *Pneumocystis*	Hypersensibilité à l'un des constituants	Troubles digestifs Éruptions cutanées Prurit Céphalées Insomnies Anémie…

DCI	PRINCEPS	INDICATIONS	CONTRE-INDICATIONS	EFFETS INDÉSIRABLES
ATOVAQUONE + PROGUANIL (comp. pelliculés, à prendre à heure fixe, avec un repas/ peuvent être écrasés pour les personnes sujettes aux fausses routes)	Malarone®	(*Antipaludique*) Prophylaxie et traitement de l'accès palustre à *Plasmodium falciparum*	Hypersensibilité à l'un des constituants IRS pour l'utilisation en traitement prophylactique du paludisme	Troubles digestifs Céphalées Douleurs abdominales Anorexie Toux Éruptions cutanées...
AZATHIOPRINE (comp. pelliculés sécables ou non, à prendre pendant un repas pour éviter les troubles gastrointestinaux/existe en sol. inj.)	Imurel®	(*Immunosuppresseur*) Prévention du rejet du greffon Maladies dysimmunitaires (MICI...)	Association avec les vaccins vivants atténués, les inhibiteurs de xanthine oxydase (allopurinol, febuxostat)	Infections virales, mycosiques et bactériennes Leucopénie Myélosuppression Thrombopénie...
AZITHROMYCINE (comp. pelliculés ou dispersibles, à prendre pendant ou en dehors des repas, en une prise unique journalière)	Azadose® Ordipha® Zithromax® Zithromax Monodose®	(*Antibiotique*) Prophylaxie et traitement des infections liées à des germes définis comme sensibles	IHS Association avec le cisapride, la colchicine, les alcaloïdes de l'ergot de seigle	Troubles digestifs Douleurs abdominales Céphalées Peu fréquents : prurit, urticaire...
BACLOFÈNE (comp. sécables à prendre pendant un repas avec un verre d'eau/existe en sol. pour perf. pour voie intrathécale)	Liorésal®	(*Antispasmodique*) Contractures spastiques de la SEP ou d'origine cérébrale, des affections médullaires...	Hypersensibilité au baclofène ou à l'un des excipients	Somnolence Céphalées Vertiges Troubles digestifs Hyperhidrose Asthénie...

DCI	PRINCEPS	INDICATIONS	CONTRE-INDICATIONS	EFFETS INDÉSIRABLES
BÉCLOMÉTASONE (susp. pour inhalation par nébuliseur ou flacon pressurisé/se rincer la bouche après une séance de nébulisation pour diminuer le risque de candidose oropharyngée)	Béclospin® Béclospray® Bécotide® Écobec®	(*Corticoïde*) Traitement continu de l'asthme chez l'enfant et l'adulte lorsque les inhalateurs pressurisés ne peuvent être utilisés…	Hypersensibilité à l'un des constituants	Laryngite Pharyngite Candidose buccopharyngée Toux Dyspepsie Nausées…
BÉNAZÉPRIL (comp. pelliculés sécables, à prendre pendant ou en dehors des repas, en une prise quotidienne)	Briem® Cibacène®	(*IEC/antihypertenseur*) HTA Ralentissement de la progression de l'IR chez les patients atteints d'une néphropathie glomérulaire	ATCD d'œdème de Quincke lié aux IEC Occlusion intestinale (présence d'huile de ricin) 2e et 3e trimestres de la grossesse…	Céphalées Étourdissements Palpitations Troubles gastrointestinaux Pollakiurie Toux…
BÉNAZÉPRIL + HYDRO-CHLOROTHIAZIDE (comp. pelliculés sécables)	Briazide® Cibadrex®	(*IEC + diurétique/antihypertenseur*) Traitement de l'HTA en cas d'échec d'une monothérapie par IEC	ATCD d'œdème de Quincke lié aux IEC 2e et 3e trimestres de la grossesse Encéphalopathie hépatique/IRS…	Céphalées Étourdissements Palpitations Pollakiurie Toux sèche Rash, rougeurs, prurit…

DCI	PRINCEPS	INDICATIONS	CONTRE-INDICATIONS	EFFETS INDÉSIRABLES
BENDAMUSTINE (poudre pour sol. à diluer pour perf. IV de 30 à 60 min/à reconstituer avec de l'EPPI et à diluer avec du NaCl 0,9 %)	Benfasion® Levact®	(*Agent antinéoplasique*) Chimiothérapie anticancéreuse : – leucémie lymphoïde chronique – myélome multiple…	IHS Allaitement Ictère Myélosuppression sévère Infection Vaccin antiamaril…	Leucopénie Infection opportuniste Pyrexie Céphalées Nausées Vomissements…
BÉSILATE D'ATRACURIUM (sol. inj. en ampoule pour injection ou perf. IV)	Tracrium®	(*Curare/agent bloquant neuromusculaire*) Curare permettant l'induction et l'entretien d'une myorelaxation	Hypersensibilité à l'un des constituants Hypersensibilité au cisatracurium	Hypotension Rougeurs cutanées Peu fréquent : bronchospasme Rare : urticaire…
BÉSILATE DE CISATRACURIUM (sol. inj. en ampoule pour injection ou perf. IV)	Nimbex®	(*Curare/relaxant du muscle strié*) Relâchement des muscles striés afin de faciliter l'intubation et la ventilation assistée	Hypersensibilité à l'un des constituants, à l'atracurium ou à l'acide benzènesulfonique	Bradycardie Hypotension Peu fréquent : rougeurs cutanées, bronchospasme, éruptions cutanées…
BÉTAHISTINE (comp., à prendre au cours des repas avec un verre d'eau, sans les croquer)	Bétaserc® Serc®	(*Antivertigineux*) Traitement symptomatique du vertige itératif et du syndrome de Ménière	Hypersensibilité à l'un des constituants UGD en poussée Phéochromocytome	Gastralgies Nausées Vomissements Xérostomie Diarrhées…

DCI	PRINCEPS	INDICATIONS	CONTRE-INDICATIONS	EFFETS INDÉSIRABLES
BÉTAÏNE (CITRATE DE) (poudre pour sol. buv., à prendre avant un repas/existe en comp. effervescents et en granulés)	Citrate de bétaïne UPSA®/ Cristers®	(*Agent à visée digestive et métabolique*) Traitement symptomatique des troubles dyspeptiques	Hypersensibilité à l'un des constituants	Des réactions allergiques ont été rapportées (urticaire, angio-œdème, éruptions cutanées)
BÉTAMÉTHASONE (comp. dispersibles sécables, à prendre de préférence au cours d'un repas, tels quels ou dissout dans un verre d'eau/ existe en sol. buv.)	Célestène®	(*Glucocorticoïde*) Prophylaxie ou traitement du rejet de greffe Traitement antiémétique au cours des chimiothérapies...	Tout état infectieux à l'exclusion des indications spécifiées États psychotiques non contrôlés Vaccins vivants...	Euphorie/excitation Insomnies Possibles désordres hydroélectrolytiques, UGD, acné, purpura, hoquet...
BÉTAMÉTHASONE (crème pour les lésions suintantes/pommade pour les lésions sèches/lotion pour les lésions des plis)	Diprosone®	(*Dermocorticoïde*) Eczéma de contact Dermatite atopique Lichénification Psoriasis peu étendu Dyshidrose...	Application sur les paupières (risque de glaucome) Acné Lésions ulcérées Rosacée...	Possibles : atrophies cutanées, télangiectasies, vergetures, dermatite périorale, infections secondaires...
BÉTAXOLOL (comp. pelliculés sécables, à prendre pendant ou en dehors des repas/ne pas arrêter le traitement brutalement)	Kerlone®	(*Bêtabloquant/ antihypertenseur*) HTA Prophylaxie des crises d'angor d'effort	Asthme/BPCO sévères IC non contrôlée Choc cardiogénique Acidose métabolique Hypotension Bradycardie...	Troubles digestifs Vertiges Céphalées Bradycardie Insomnies Asthénie...

DCI	PRINCEPS	INDICATIONS	CONTRE-INDICATIONS	EFFETS INDÉSIRABLES
BICALUTAMIDE (comp. pelliculé/une surveillance de la fonction hépatique peut s'avérer nécessaire)	Casodex® Ormandyl®	(*Antiandrogène*) Cancer de la prostate localement avancé ou métastasé	Hypersensibilité à l'un des constituants Femmes Enfants	Nausées Vomissements Hépatotoxicité Gynécomastie Asthénie...
BIMATOPROST (collyre en sol./1 goutte dans l'œil, 1 fois par jour, le soir/si un autre collyre est nécessaire, espacer les instillations de 5 min)	Lumigan®	(*Agent hypotenseur oculaire*) Réduction de la PIO élevée	Hypersensibilité à l'un des constituants Hypersensibilité au chlorure de benzalkonium	Hyperhémie conjonctivale Prurit oculaire Croissance des cils Céphalées...
BIMATOPROST + TIMOLOL (collyre en sol./1 goutte dans l'œil, 1 fois par jour/fermer les paupières après instillation réduit le passage systémique)	Ganfort®	(*2 agents hypotenseurs oculaires aux mécanismes complémentaires*) Réduction de la PIO élevée	Hypersensibilité à l'un des constituants Asthme et BPCO grave IC manifeste Choc cardiogénique Bradycardie sinusale...	Hyperhémie conjonctivale Prurit oculaire Croissance des cils Sécheresse oculaire Céphalées...
BISACODYL (comp. enrobés gastrorésistants, à prendre sans les croquer le soir, ou le matin à jeun/existe en suppositoire)	Contalax® Dulcolax®	(*Laxatif stimulant*) Traitement symptomatique de la constipation occasionnelle	Syndromes occlusifs Maladies inflammatoires du colon (rectocolites ulcéreuses, maladie de Crohn...) État de déshydratation sévère...	Douleurs abdominales Diarrhées Nausées Peu fréquents : vomissements, rectorragie, sensations vertigineuses...

DCI	PRINCEPS	INDICATIONS	CONTRE-INDICATIONS	EFFETS INDÉSIRABLES
BISOPROLOL (comp. pelliculés sécables ou non, à prendre le matin, avec ou sans aliments, sans les mâcher)	BisoCé® Cardensiel® Détensiel®	(*Bêtabloquant/agent antihypertenseur et bradycardisant*) Traitement de l'HTA, de l'angor et de l'IC chronique stable	IC aiguë Asthme sévère BPCO sévère Acidose métabolique Bradycardie Hypotension…	Bradycardie Vertiges Céphalées Troubles digestifs Asthénie Hypotension…
BISOPROLOL + HYDROCHLOROTHIAZIDE (comp. pelliculés, à prendre le matin, sans les écraser)	Lodoz® Wytens®	(*Bêtabloquant + diurétique thiazidique*) HTA légère à modérée	IC aigus Asthme sévère Acidose métabolique Bradycardie Hypokaliémie persistante IRS, IHS…	Sensation vertigineuse Céphalées Troubles digestifs Fatigue Sensation de froid aux extrémités…
BIVALIRUDINE (poudre pour sol. à diluer pour sol. inj. ou pour perf. IV)	Bivalirudine Accord®/Cipla®	(*Anticoagulant*) Anticoagulant pour les patients adultes subissant une intervention coronaire percutanée…	Saignement actif Hypertension sévère non contrôlée Endocardite bactérienne subaiguë IRS	Hémorragies mineures Diminution du taux d'hémoglobine Ecchymoses Hémorragies majeures Peu fréquent : anémie…
BLÉOMYCINE® (poudre pour sol. inj./voie IV directe ou IV, IM et SC, intra-artérielle, intratumorale et intrapleurale)	Bléomycine Accord®/Bellon®	(*Antibiotique cytotoxique*) Carcinomes épidermoïdes Carcinomes testiculaires Maladie de Hodgkin…	Ataxie, télangiectasie Infection pulmonaire, atteinte sévère de la fonction pulmonaire Allaitement Vaccin antiamaril	Nausées Vomissements Mucites Alopécie Fibrose pulmonaire Dyspnée…

DCI	PRINCEPS	INDICATIONS	CONTRE-INDICATIONS	EFFETS INDÉSIRABLES
BORAX + ACIDE BORIQUE (sol. pour lavage ophtalmique en récipient unidose/1 à 3 lavages oculaires par jour)	Dacryosérum® Dacryum® Dacudoses® Stéridose®	(*Collyre antiseptique*) Lavage oculaire en cas d'irritation conjonctivale	Hypersensibilité à l'un des constituants	Rarement : irritation oculaire
BORTÉZOMIB (poudre pour sol. inj. SC et IV/ne pas utiliser la voie intrathécale : risque de décès)	Velcade®	(*Agent antinéoplasique*) Traitements des patients adultes atteints de myélomes multiples en progression…	Pneumopathie infiltrative diffuse aiguë Atteinte péricardique…	Troubles digestifs Céphalées Thrombopénie Neutropénie Myalgies…
BOSENTAN (comp. pelliculés, à prendre pendant ou en dehors des repas)	Tracleer®	(*Antihypertenseur*) Traitement de l'HTAP	Association à la cyclosporine A ASAT/ALAT > 3 fois la limite supérieure à la normale avant la mise en route du traitement IHM/IHS/grossesse	Anémie Céphalées Rétention hydrosodée Œdèmes Hypotension RGO Diarrhées…
BRIMONIDINE (collyre en sol./une goutte dans l'œil atteint, 2 fois par jour/respecter 12 h entre 2 instillations)	Alphagan®	(*Collyre hypotenseur oculaire*) Réduction de la PIO élevée	Nouveau-nés et nourrissons Patients sous IMAO ou sous antidépresseur affectant la transmission noradrénergique	Xérostomie Hyperhémie oculaire Sensations de brûlure Picotements Céphalées Somnolence…

DCI	PRINCEPS	INDICATIONS	CONTRE-INDICATIONS	EFFETS INDÉSIRABLES
BRIMONIDINE + TIMOLOL (collyre en sol./la dose recommandée est d'1 goutte 2 fois par jour, à 12 h d'intervalle)	Combigan®	(*Collyre hypotenseur oculaire*) Réduction de la PIO élevée	Nouveau-nés et nourrissons Association aux IMAO Asthme bronchique BPCO sévère Choc cardiogénique…	Hyperhémie conjonctivale Sensations de brûlure oculaire Prurit oculaire Céphalées…
BRINZOLAMIDE (collyre en susp./la fermeture des paupières après l'instillation réduit le passage systémique et donc les EI)	Azopt®	(*Collyre hypotenseur oculaire*) Diminution de la PIO élevée	Hypersensibilité à l'un des constituants ou aux sulfonamides IRS Acidose hyperchlorémique	Dysgueusie Troubles de la vision : irritations oculaires, hyperhémie oculaire, vision floue, douleurs oculaires…
BROMAZÉPAM (comp. quadrisécables/à utiliser avec prudence chez les personnes âgées EN raison du risque de chute/le traitement doit être aussi bref que possible)	Lexomil® Roche Comprimé-Baguette Quietiline®	(*Benzodiazépine/anxiolytique*) Traitement symptomatique des manifestations anxieuses sévères et du *delirium tremens*	Insuffisance respiratoire sévère IHS, aiguë ou chronique Syndrome d'apnée du sommeil Myasthénie	Fréquence indéterminée : céphalées, somnolence, chute, désorientation, nausées, vomissements, constipation, diplopie…
BROMOCRIPTINE (comp. sécables et gélules, à prendre au milieu des repas)	Parlodel®	(*Antiparkinsonien/inhibiteur de la prolactine*) Prévention ou inhibition de la lactation en postpartum pour raison médicale Maladie de Parkinson	Insuffisance coronaire Artériopathie périphérique Troubles psychiatriques sévères Hypertension du postpartum Toxémie gravidique…	Céphalées Sensations vertigineuses Nausées Vomissements Constipation Congestion nasale Assoupissement…

DCI	PRINCEPS	INDICATIONS	CONTRE-INDICATIONS	EFFETS INDÉSIRABLES
BROMURE DE PYRIDOSTIGMINE (comp. enrobés et comp. LP, à prendre avec un verre d'eau)	Mestinon®	(*Antimyasthénique*) Myasthénie Traitement de l'atonie intestinale	Asthme Maladie de Parkinson Obstruction mécanique des voies digestives et urinaires	Fréquence inconnue : troubles digestifs, augmentation de la sécrétion bronchique, hypersialorrhée…
BROMURE DE ROCURONIUM (sol. inj. IV, en bolus ou en perf.)	Esméron®	(*Curare/myorelaxant*) Curare indiqué comme adjuvant de l'anesthésie générale et pour faciliter l'intubation trachéale	Hypersensibilité à l'un des constituants	Peu fréquents : bloc neuromusculaire prolongé, tachycardie, hypotension…
BUDÉSONIDE (susp. pour inhalation par nébuliseur/se rincer la bouche après chaque séance pour limiter le risque de candidose oropharyngée)	Pulmicort®	(*Glucocorticoïde*) Traitement anti-inflammatoire de l'asthme persistant sévère de l'enfant	Hypersensibilité à l'un des constituants	Candidose oropharyngée Raucité de la voix Irritation pharyngée Toux…
BUDÉSONIDE (poudre et sol. pour inhalation/se rincer la bouche après chaque inhalation pour limiter le risque de candidose oropharyngée)	Acorspray® Miflonil® Novopulmon® Novolizer® Pulmicort Turbuhaler®	(*Glucocorticoïde/ antiasthmatique*) Traitement continu anti-inflammatoire de l'asthme persistant	Hypersensibilité à l'un des constituants	Candidose oropharyngée Raucité de la voix Irritation pharyngée Toux…

DCI	PRINCEPS	INDICATIONS	CONTRE-INDICATIONS	EFFETS INDÉSIRABLES
BUDÉSONIDE (susp. pour pulvérisation nasale/procéder à un nettoyage régulier de l'embout nasal)	Rhinocort®	(*Glucocorticoïde*) Traitement de la rhinite allergique saisonnière de l'adulte et de l'enfant > de 6 ans/de la polypose nasale de l'adulte	Hypersensibilité à l'un des constituants Troubles de l'hémostase ou épistaxis Infection oro-bucco-nasale par HSV	Épistaxis Sécheresse de la muqueuse nasale Sécrétion hémorragique Douleurs oropharyngées...
BUDÉSONIDE (comp. LP, gélules et granulés gastrorésistants/à avaler sans les croquer)	Cortiment® Entocort® Mikicort®	(*Corticoïde*) Induction d'une rémission chez les patients atteints d'une maladie de Crohn ou d'une colite collagène Hépatite auto-immune	Hypersensibilité à l'un des constituants Cirrhose hépatique États psychotiques non contrôlés Vaccins vivants...	Céphalées Irritabilité Dermatite de contact Douleurs musculaires et articulaires Syndrome de Cushing...
BUPIVACAÏNE (sol. inj./prévenir toute injection intravasculaire accidentelle par une aspiration soigneuse)	Bupivacaïne Accord®/ Aguettant®/ Mylan®	(*Anesthésique local*) Anesthésie chirurgicale chez l'adulte et l'enfant de plus de 12 ans Douleurs aiguës de l'adulte et l'enfant > 1 an	Voie IV Patients sous anticoagulants Porphyrie Épilepsie non contrôlée...	Nausées/vomissements Hypotension/hypertension Paresthésie Étourdissements Bradycardie...
BUPRÉNORPHINE (comp. sublinguaux à maintenir **sous** la langue/ lyophilisat oral à maintenir **sur** la langue, jusqu'à dissolution complète, en dehors des repas)	Subutex® Orobupré®	(*Traitement substitutif*) Traitement substitutif de la pharmacodépendance aux opioïdes pour adultes et adolescents > 15 ans	Insuffisance respiratoire sévère IHS Enfants < 15 ans Intoxication alcoolique aiguë...	Insomnies Céphalées Nausées Vomissements Hyperhidrose Infection...

DCI	PRINCEPS	INDICATIONS	CONTRE-INDICATIONS	EFFETS INDÉSIRABLES
BUPRÉNORPHINE (comp. sublinguaux à maintenir **sous** la langue jusqu'à dissolution complète, en dehors des repas)	Temgésic®	(*Analgésique opioïde*) Douleurs intenses : – postopératoires – néoplasiques	Insuffisance respiratoire sévère IHS Enfants < 7 ans Intoxication alcoolique aiguë…	Somnolence Étourdissements Vertiges Nausées Vomissements Céphalées…
BUPRÉNORPHINE + NALOXONE (comprimé sublingual, à maintenir sous la langue jusqu'à dissolution complète, et en dehors des repas)	Suboxone®	(*Médicament des troubles addictifs*) Traitement substitutif de la pharmacodépendance aux opioïdes	IRS/IHS Intoxication alcoolique aiguë ou *delirium tremens* Association aux antagonistes opioïdes	Insomnies Céphalées Constipation Nausées Hyperhidrose Vomissements…
BUSPIRONE (comp. sécables, à prendre à heure fixe, pendant ou en dehors des repas)	Buspirone Mylan®/Sandoz®	(*Anxiolytique*) Anxiété réactionnelle ou généralisée Traitement d'appoint de l'anxiété au cours des névroses	IRS/IHS Épilepsie Intoxication aiguë par de l'alcool, des hypnotiques, des analgésiques, des antipsychotiques	Céphalées Nausées Nervosité Vertiges Hyperhidrose Lipothymies…
BUSULFAN (sol. à diluer pour perf. IV centrale/la NFS doit être étroitement surveillée)	Busilvex® Isolfan®	(*Agent cytotoxique*) Traitement de conditionnement avant une greffe de cellules souches hématopoïétiques	Hypersensibilité à l'un des constituants Grossesse	Infections Neutropénie Céphalées Vertiges Troubles digestifs Alopécie…

DCI	PRINCEPS	INDICATIONS	CONTRE-INDICATIONS	EFFETS INDÉSIRABLES
BUSULFAN (comp. pelliculés/la NFS doit être étroitement surveillée)	Myleran®	(*Agent cytotoxique*) Traitement de la LMC et préparation à la transplantation de cellules souches hématopoïétiques	Résistance antérieure de la maladie au busulfan Vaccin antiamaril Association à la phénytoïne à visée prophylactique	Thrombopénie Leucopénie Anémie Troubles digestifs Ictère Alopécie et à forte dose Cystite à forte dose...
CABERGOLINE (comp., à prendre au cours d'un repas afin de diminuer les effets indésirables gastrointestinaux)	Dostinex®	(*Inhibiteur de la prolactine*) Hyperprolactinémie idiopathique ou liée à un adénome hypophysaire Troubles hyperprolactinémiques...	ATCD de fibroses pulmonaires, péricardiques et rétropéritonéales ATCD de psychose ou risque de psychose postpartum...	Hypotension Étourdissements Céphalées Vertiges Nausées Valvulopathie Asthénie...
CALCIPOTRIOL + BÉTAMÉTHASONE (pommade, crème et mousse, à appliquer 1 fois par jour sur les lésions/existe en gel pour le cuir chevelu)	Daivobet® Enstilar® Xamiol®	(*Antipsoriasique*) Traitement topique du psoriasis en plaques chez les adultes (psoriasis vulgaire)	Psoriasis érythrodermique, exfoliant et pustuleux ATCD de troubles du métabolisme calcique Lésions de la peau d'origine virale...	Prurit Exfoliation cutanée Peu fréquents : sensation de brûlure de la peau, exfoliation cutanée, folliculite, atrophie cutanée...

DCI	PRINCEPS	INDICATIONS	CONTRE-INDICATIONS	EFFETS INDÉSIRABLES
CALCITONINE (sol. inj. SC, IM et IV, qui peut être administrée au coucher pour réduire l'incidence des nausées et vomissements)	Calsyn® Miacalcic®	(*Hormone inhibitrice de la résorption osseuse*) Prévention de la perte osseuse aiguë Maladie de Paget Hypercalcémie d'origine maligne	Hypersensibilité à l'un des constituants Hypocalcémie Enfants et adolescents	Nausées Vomissements Bouffées vasomotrices Cancer si utilisation au long cours Peu fréquents : polyurie...
CANDÉSARTAN (comp. sécables/ administration en une 1 par jour pendant ou en dehors des repas)	Atacand® Kenzen®	(*ARA II/ antihypertenseur*) Traitement de l'HTA Traitement de l'insuffisance cardiaque	Hypersensibilité à l'un des constituants IHS/cholestase 2e et 3e trimestres de la grossesse Enfants < 1 an...	Vertiges Céphalées Étourdissements Infections respiratoires Très rares : diarrhées, prurit...
CANDÉSARTAN + HYDROCHLOROTHIAZIDE (comp. sécables ou non, à prendre pendant ou en dehors des repas)	Hytacand® Cokenzen®	(*ARA II + diurétique/ antihypertenseur*) Traitement de l'hypertension artérielle primaire chez l'adulte	IRS/IHS/cholestase 2e et 3e trimestres de la grossesse Goutte Hypocalcémie réfractaire et hypercalcémie...	Vertiges Céphalées Étourdissement Infections respiratoires Hyperglycémie Glycosurie...
CAPÉCITABINE (comp. pelliculés, à prendre dans les 30 min qui suivent un repas)	Xéloda®	(*Antimétabolite*) Cancer du côlon stade III Cancer colorectal métastatique Cancer du sein avancé Cancer gastrique avancé	Grossesse et allaitement IRS/IHS Leucopénie, neutropénie ou thrombocytopénie sévère Association à la sorivudine...	Troubles digestifs Stomatites Douleurs abdominales Anorexie Asthénie Érythrodysesthésie palmoplantaire...

DCI	PRINCEPS	INDICATIONS	CONTRE-INDICATIONS	EFFETS INDÉSIRABLES
CAPTOPRIL (comp. sécables, à prendre avant, pendant ou après les repas/existe en sol. buv.)	Lopril® Noyada®	(*Inhibiteur de l'EC/ antihypertenseur*) HTA/IC chronique IDM Néphropathie diabétique de type 1	ATCD d'angio-œdème associé aux IEC Œdème angioneurotique héréditaire/idiopathique 2e et 3e trimestres de la grossesse…	Troubles digestifs Troubles du sommeil Sensations vertigineuses Toux irritative sèche Éruptions cutanées Prurit…
CAPTOPRIL + HYDROCHLOROTHIAZIDE (comp. sécables, à prendre pendant ou en dehors des repas)	Captéa® Écazide®	(*Inhibiteur de l'EC + diurétique/ antihypertenseur*) Traitement de l'hypertension artérielle essentielle	ATCD d'angio-œdème lié aux IEC Angio-œdème héréditaire/idiopathique IRS/IHS 2e et 3e trimestres de la grossesse…	Troubles digestifs Troubles du sommeil Sensations vertigineuses Toux irritative sèche Altération du goût Prurit/rash Alopécie…
CARBAMAZÉPINE (comp. sécables ou pelliculés LP, à avaler sans les écraser, pendant ou en dehors des repas/existe en sol. buv.)	Tégrétol® (… LP®)	(*Antiépileptique*) Épilepsies Troubles bipolaires États maniaques Douleurs neuropathiques de l'adulte	ATCD d'hypoplasie médullaires/de porphyrie hépatique Association au cobicistat Bloc auriculoventriculaire…	Nausées Vomissements Sensations vertigineuses Somnolence Leucopénie Urticaire parfois sévère…
CARBIMAZOLE (comp./surveillance de la NFS avant le traitement, puis les 6 premières semaines)	Néo-Mercazole®	(*Antithyroïdien*) Traitement de l'hyperthyroïdie chez l'adulte et l'enfant	Cancer TSH dépendant de la thyroïde Affections hématologiques graves IHS Allaitement…	Ictère Fréquence indéterminée : nausées, céphalées, prurit…

DCI	PRINCEPS	INDICATIONS	CONTRE-INDICATIONS	EFFETS INDÉSIRABLES
CARBOCISTÉINE (sol. buv., sirop/la durée du traitement doit être brève : 5 jours pour le dosage à 5 %, 8–10 jours pour le dosage à 2 %)	Broncathiol® Bronchokod® Broncoclar® Clarix® Humex Expectorant® Médibronc® Mucoplexil® Rhinathiol®	(*Mucolytique*) Affection respiratoire récente avec difficultés d'expectoration	Hypersensibilité à l'un des constituants Enfants < 15 ans (carbocystéine 5 %) Nourrisson (carbocystéine 2 %)	Possibles : troubles digestifs, saignements digestifs, urticaire, prurit…
CARBOMÈRE 980 (gel ophtalmique/ instiller dans le cul-de-sac conjonctival, 3 à 4 fois par jour)	Aquarest® Lacrifluid® Lacrigel® Lacrinorm® Liposic®	(*Substitut lacrymal*) Traitement symptomatique du syndrome de l'œil sec	Hypersensibilité à l'un des constituants	Possibilité de : vision trouble, démangeaison, sensation de brûlure, calcification cornéenne dans de très rares cas
CARBOPLATINE (sol. pour perf./administration par voie IV uniquement)	Carboplatine Accord®/Arrow®/ Hospira®/Kabi®/ Mylan®/Teva®	(*Agent antinéoplasique*) Carcinome de l'ovaire Carcinome bronchique à petites cellules Carcinome épidermoïde des voies aérodigestives supérieures	Hypersensibilité à l'un des constituants IRS Grossesse Allaitement Vaccin antiamaril	Leucopénie Troubles digestifs Hypokaliémie Hémorragies Alopécie Asthénie Ototoxicité…

DCI	PRINCEPS	INDICATIONS	CONTRE-INDICATIONS	EFFETS INDÉSIRABLES
CARVÉDILOL (comp. pelliculés sécables, à avaler au moment des repas pour ralentir la vitesse d'absorption)	Krédex®	(*Alpha et bêtabloquant*) Traitement de l'insuffisance cardiaque chronique stable	IC sévère décompensée Asthme et BPCO sévères Bradycardie sévère Hypotension sévère IH…	Insuffisance cardiaque Hypotension Asthénie Céphalées Étourdissements Troubles digestifs…
CASPOFUNGINE (poudre pour sol. à diluer pour perf. IVL, d'environ 1 h)	Cancidas®	(*Antimycosique*) Traitement de la candidose et de l'aspergillose invasives chez les patients adultes et pédiatriques	Hypersensibilité à l'un des constituants	Troubles digestifs Céphalées Phlébite au point d'injection Dyspnée Hypokaliémie…
CÉFACLOR (comp. pelliculés LP et gélules, à prendre juste après un repas/existe en poudre pour sol. buv.)	Alfatil® (... LP®)	(*Antibiotique*) Infections ORL Infections respiratoires basses Infections urinaires non compliquées	Allergie aux antibiotiques du groupe des céphalosporines Enfants < 6 ans (gélules)	Possibilité de : troubles digestifs, candidoses, réactions fébriles, éruptions cutanées, prurit…
CÉFADROXIL (gélules et comp., à prendre pendant le repas pour diminuer le risque de nausées/existe en poudre pour sol. buv.)	Oracéfal®	(*Antibiotique*) Infections ORL Infections respiratoires basses Infections urinaires non compliquées	ATCD d'allergie aux céphalosporines Chez l'enfant < 6 ans (gélules et comp.)	Possibilité de : troubles digestifs, néphrotoxicité, neutropénie, éruptions cutanées, urticaire…

DCI	PRINCEPS	INDICATIONS	CONTRE-INDICATIONS	EFFETS INDÉSIRABLES
CÉFALEXINE (comp. pelliculés, à prendre de préférence en dehors des repas/existe en poudre pour sol. buv.)	Kéforal®	(*Antibiotique*) Infections ORL Infections respiratoires basses Infections urinaires non compliquées…	ATCD d'allergie aux céphalosporines Chez l'enfant < 6 ans (comp.)	Possibilité de : troubles digestifs, élévation des ASAT et ALAT, néphrotoxicité, leucopénie…
CÉFÉPIME (poudre pour sol. inj./voie IV ou IM en fonction du dosage)	Axépim®	(*Antibiotique*) Infections biliaires, respiratoires basses, urinaires Épisodes fébriles chez les patients neutropéniques	Hypersensibilité à l'un des constituants ATCD d'allergie aux céphalosporines ou aux bêtalactamines	Diarrhées Rash Augmentation des ASAT/ALAT Test de Coombs positif Éosinophilie Anémie…
CÉFIXIME (comp. pelliculés/il faut tenir compte de la possibilité d'allergie croisée si ATCD d'allergie à d'autres bêtalactamines)	Oroken®	(*Antibiotique*) Pneumopathie d'allure bactérienne Pyélonéphrite aiguë Infection urinaire basse…	ATCD d'allergie à l'un des constituants ou aux céphalosporines	Troubles digestifs Dyspepsie Douleurs abdominales Céphalées Vertiges…
CÉFOTAXIME (poudre pour sol. inj. IV ou IM/usage extemporané/chez l'enfant, la voie IV est préférentielle)	Claforan®	(*Antibiotique*) Infections bactériennes : septicémie, endocardite, méningite…	ATCD d'allergie à l'un des constituants ou aux céphalosporines ATCD d'allergie grave aux bêtalactamines	Peu fréquents : diarrhées, rash, prurit, urticaire, possibles convulsions si IR…

DCI	PRINCEPS	INDICATIONS	CONTRE-INDICATIONS	EFFETS INDÉSIRABLES
CÉFOXITINE (poudre pour sol. inj. IV directe ou en perf./à reconstituer avec de l'EPPI)	Céfoxitine Gerda®/ Panpharma®	(*Antibiotique*) Prophylaxie et traitement des infections dues aux germes sensibles à la céfoxitine	ATCD d'allergie à l'un des constituants ou aux céphalosporines Chez l'enfant	Fréquence indéterminée : troubles digestifs, rash, urticaire, prurit, leucopénie...
CEFPODOXIME (comp. pelliculés, à prendre pendant le repas/existe en poudre et granulés pour sol. buv.)	Orélox®	(*Antibiotique*) Angines Sinusites aiguës BPCO Pneumopathies bactériennes...	Hypersensibilité à l'un des constituants ATCD d'allergie aux céphalosporines	Troubles digestifs Douleurs abdominales Acouphènes Céphalées Vertiges...
CÉFRADINE (gélules, à avaler avec un peu d'eau/la durée du traitement est en moyenne de 7 à 10 jours)	Dexef®	(*Antibiotique*) Angines Infections respiratoires basses Infections urinaires...	ATCD d'allergie aux céphalosporines Enfants de moins de 6 ans (à cause de la forme galénique)	Troubles digestifs Douleurs abdominales Éruptions cutanées Urticaire Prurit...
CEFTAZIDIME (poudre pour sol. inj. IM, IV ou pour perf.)	Fortum®	(*Antibiotique*) Infections osseuses et articulaires Méningite bactérienne Otite externe maligne...	Hypersensibilité à l'un des constituants, aux céphalosporines, ou aux antibiotiques de la famille des bêtalactamines	Diarrhées Éruptions maculopapuleuses Hyperéosinophilie Thrombocytose...

DCI	PRINCEPS	INDICATIONS	CONTRE-INDICATIONS	EFFETS INDÉSIRABLES
CEFTRIAXONE (poudre pour sol. inj./voie IV ou IM/lorsque la voie IM est utilisée, ne pas dépasser 1 g sur le même site)	Rocéphine® Triacéfan®	(*Antibiotique*) Pneumonie Endocardite bactérienne Méningite bactérienne Syphilis Maladie de Lyme…	Hypersensibilité à l'un des constituants, aux céphalosporines, ou aux antibiotiques de la famille des bêtalactamines Nouveau-nés…	Diarrhées Éruptions cutanées Augmentation des enzymes hépatiques Leucopénie Thrombopénie…
CÉFUROXIM (comp. pelliculés, à avaler sans les croquer, idéalement après un apport alimentaire/existe en granulés pour susp. buv. et en poudre pour sol. inj.)	Zinnat®	(*Antibiotique*) Angines à streptocoques Otites moyennes aiguës Sinusites bactériennes aiguës Bronchites aiguës ou chroniques…	Hypersensibilité à l'un des constituants, aux céphalosporines, ou aux antibiotiques de la famille des bêtalactamines	Diarrhées Nausées Douleurs abdominales Céphalées Augmentation transitoire des enzymes hépatiques Éosinophilie…
CÉLÉCOXIB (gélules, à prendre pendant ou en dehors des repas/le contenu de la gélule peut être versé sur une compote pour en faciliter la prise)	Célébrex®	(*AINS*) Soulagement des symptômes de l'arthrose, de la polyarthrite rhumatoïde et de la spondylarthrite ankylosante	ATCD d'asthme lié aux AINS IHS/IRS MICI UGD Grossesse/allaitement IC congestive…	Hypertension Troubles digestifs Céphalées Insomnies Vertiges Éruptions cutanées Arthralgie…
CÉLIPROLOL (comp. pelliculés sécables ou non, à prendre 1 fois par jour, de préférence le matin, 30 min avant ou 2 h après un repas)	Célectol®	(*Bêtabloquant/antihypertenseur*) HTA Prophylaxie des crises d'angor d'effort	Bradycardie sévère Hypotension IC non contrôlée Choc cardiogénique Asthme et BPCO sévère…	Troubles digestifs Xérostomie Asthénie Céphalées Somnolence Hyperhidrose…

DCI	PRINCEPS	INDICATIONS	CONTRE-INDICATIONS	EFFETS INDÉSIRABLES
CÉTIRIZINE (comp. pelliculés sécables, à prendre en général 1 fois par jour/existe en sol. buv.)	Actifed Allergie® Alairgix Allergie® Drill Allergie® Humex Allergie® Virlix® Zyrtec® Zyrtecset®	(*Antihistaminique*) Rhinites allergiques saisonnières et perannuelles Urticaire chronique idiopathique	Hypersensibilité à l'un des constituants, à l'hydroxyzine ou aux dérivés de la pipérazine IRS Enfants < 6 ans (comp.)	Peu fréquents : agitation, paresthésie, diarrhées, éruptions cutanées, prurit, asthénie…
CHLORHEXIDINE (sol. pour application cutanée, à utiliser 2 fois par jour/l'emploi simultané ou successif d'antiseptiques est à éviter du fait des interférences possibles)	Biorgasept® Cétavlex® Diaseptyl® Dosiseptine® Hibidil® Hibiscrub® Plurexid® Septéal® Septivon®	(*Antiseptique*) Nettoyage et antisepsie des plaies superficielles et peu étendues	Ne pas appliquer dans les yeux/oreilles/muqueuses, le conduit auditif si perforation tympanique, sur le tissu nerveux ou les méninges	Risque d'allergie locale se manifestant généralement par un eczéma de contact Rares cas d'idiosyncrasie Risque d'effets systémiques
CHLORHEXIDINE + CHLOROBUTANOL (sol. pour bain de bouche/ne pas avaler/diluer le produit avec de l'eau tiède)	Eludril Bain de bouche® Eludril Pro®	(*Antiseptique*) Affections de la cavité buccale Soins postopératoires en odontostomatologie	Hypersensibilité à l'un des constituants Enfants < 6 ans	Fréquence indéterminée : dysgueusie, sensation de brûlure de la langue…
CHLORHEXIDINE + BENZALKONIUM + ALCOOL BENZYLIQUE (sol. pour application locale/les agents antiseptiques ne sont pas stérilisants)	Biseptine® BiseptineSpraid®	(*Antiseptique*) Antisepsie des plaies chirurgicales et traumatiques peu profondes et de la peau du champ opératoire	Ne pas appliquer dans les yeux/oreilles si perforation tympanique/muqueuses (notamment génitales)/sur les méninges	Risque d'allergie locale avec eczéma de contact Risque de brûlures chimiques chez les nouveau-nés Risque d'effets systémiques

DCI	PRINCEPS	INDICATIONS	CONTRE-INDICATIONS	EFFETS INDÉSIRABLES
CHLORHEXIDINE + TÉTRACAÏNE (collutoire/risque de fausses routes par anesthésie du carrefour oropharyngé)	Eludril Collutoire® Drill Maux de gorge®	(*Antiseptique local + anesthésique local*) Traitement local d'appoint antibactérien et antalgique de la muqueuse buccale et à l'oropharynx	Hypersensibilité à l'un des constituants Enfants < 12 ans	Fréquence indéterminée : coloration brune de la langue et des dents réversibles à l'arrêt du traitement…
CHLORMADINONE (comp./interrompre le traitement si apparition de troubles oculaires, accidents thromboemboliques, céphalées)	Lutéran®	(*Progestatif*) Endométriose Cycle artificiel en association avec un estrogène Dysménorrhées…	Altérations graves de la fonction hépatique Accidents thromboemboliques en évolution Hémorragies génitales non diagnostiquées…	Aménorrhées Majoration des symptômes fonctionnels liés à une IVMI… Risque d'événements thromboemboliques…
CHOLÉCALCIFÉROL (sol. buv. en gouttes ou en ampoule/peut être administrée pure, ou diluée dans un peu d'eau ou le lait d'un biberon/ existe en sol. inj. IM)	Adrigyl® Uvédose® Vitamine D3 B.O.N.® ZymaD®	(*Vitamine D*) Traitement et/ou prophylaxie de la carence en vitamine D	Hypersensibilité à l'un des constituants Lithiase calcique Hypercalciurie Hypercalcémie	Si surdosage : céphalées, nausées, vomissements, HTA Insuffisance rénale…
CICLÉTANINE (gélules, à prendre en une seule prise, de préférence le matin, pendant ou en dehors des repas, sans dépasser 150 mg par jour)	Tenstaten®	(*Diurétique/ antihypertenseur*) Hypertension artérielle chez les adultes	IHS IRS Encéphalopathie hépatique	Hypokaliémie Céphalées Vertiges Diarrhées Pollakiurie…

CIC – CIC

DCI	PRINCEPS	INDICATIONS	CONTRE-INDICATIONS	EFFETS INDÉSIRABLES
CICLOPIROX (sol. pour application cutanée/2 applications quotidiennes/ne pas appliquer dans la région oculaire)	Mycoster 1 %®	(*Antifongique*) Dermatoses surinfectées ou non par des bactéries Onychomycoses à dermatophytes	Hypersensibilité à l'un des constituants	Exacerbation des signes : prurit, sensation de brûlure, érythème au site d'application...
CICLOPIROX (crème/éviter le contact avec les yeux et les muqueuses/ne pas appliquer sur des plaies ouvertes)	Mycoskin® Mycoster 1 %®	(*Antifongique*) Dermatoses surinfectées ou non par des bactéries Dermatite séborrhéique légère à modérée du visage...	Hypersensibilité à l'un des constituants	Exacerbation des signes : prurit, sensation de brûlure, érythème au site d'application...
CICLOPIROX (poudre pour application cutanée/1 application par jour/cette spécialité n'est pas indiquée pour le traitement des autres plis)	Mycoster 1 %®	(*Antifongique*) Traitement des intertrigos des orteils à dermatophytes	Hypersensibilité à l'un des constituants	Fréquence indéterminée : rougeurs, prurit, irritations...
CICLOPIROX (vernis à ongles médicamenteux/1 application par jour/ne pas excéder 6 mois de traitement)	Myconail® Mycoster 8 %® Onytec®	(*Antifongique*) Traitement de 1re intention des onychomycoses sans atteinte matricielle	Hypersensibilité à l'un des constituants	Possibilité de sensibilisation cutanée

DCI	PRINCEPS	INDICATIONS	CONTRE-INDICATIONS	EFFETS INDÉSIRABLES
CICLOPIROX (shampoing, à utiliser 2 à 3 fois par semaine, pendant 4 semaines)	Sébiprox 1,5 %®	(*Antifongique*) Traitement de la dermatite séborrhéique du cuir chevelu	Hypersensibilité à l'un des constituants	Irritation, sensation de brûlure de la peau Prurit Érythèmes Rash...
CICLOSPORINE (capsules molles à avaler entières/la dose journalière doit être répartie en 2 prises séparées/existe en sol. buv.)	Menelri® Néoral®	(*Immunosuppresseur*) Prévention du rejet du greffon Formes actives et sévères de polyarthrite rhumatoïde Dermatite atopique sévère...	Association au millepertuis Association au bosentan, dabigatran, aliskiren...	Troubles digestifs Hypertension artérielle Anémie Hirsutisme Dysfonction rénale Céphalées...
CIMÉTIDINE (comp. pelliculés, à prendre avec un verre d'eau/existe en comp. effervescents)	Cimétidine Arrow®/Mylan®	(*Antisécrétoire gastrique*) UGD Œsophagite secondaire au RGO Syndrome de Zollinger-Ellison...	Hypersensibilité à l'un des constituants Association au carvédilol	Diarrhées Peu fréquent : céphalées, sensations vertigineuses, gynécomasties, galactorrhées...
CINACALCET (comp. pelliculés, à prendre pendant un repas, sans les mâcher ou les écraser/existe en granulés)	Mimpara®	(*Agent antiparathyroïdien*) Agent calcimimétique qui abaisse le taux de PTH dans l'hyperparathyroïdie primaire et secondaire	Hypersensibilité à l'un des constituants Hypocalcémie	Nausées Vomissements Hypotension Céphalées Asthénie Hypocalcémie...

CIP – CIT

DCI	PRINCEPS	INDICATIONS	CONTRE-INDICATIONS	EFFETS INDÉSIRABLES
CIPROFIBRATE (gélules, à prendre 1 fois par jour/un contrôle des aminotransférases est nécessaire tous les 3 mois pendant les 12 premiers mois)	Lipanor®	(*Hypocholestérolémiant*) Hypertriglycéridémie Hyperlipidémie mixte lorsqu'une statine est contre-indiquée ou non tolérée	Association avec d'autres fibrates ou la rosuvastatine à la dose de 40 mg IH IR	Nausées Diarrhées Céphalées Sensations vertigineuses Alopécie Myalgies...
CIPROFLOXACINE (comp. pelliculés sécables ou non, à avaler sans les croquer/ existe en sol. pour perf. et en granulés pour susp. buv.)	Ciflox® Uniflox®	(*Antibiotique*) Infections respiratoires basses Infections urinaires Infections gastrointestinales...	Hypersensibilité à l'un des constituants ou aux autres quinolones Association au tizanidine	Nausées Diarrhées Peu fréquents : céphalées, vomissements, asthénie...
CISPLATINE (sol. à diluer pour perf./voie IV stricte/habituellement utilisée en polychimiothérapie/une extravasation du produit doit entraîner l'arrêt immédiat de la perf.)	Cisplatine Accord®/Mylan®/ Teva®	(*Antinéoplasique cytostatique*) Cancers du testicule, de l'ovaire, du col de l'utérus, de l'endomètre, de la vessie...	Grossesse/allaitement Atteinte auditive État de déshydratation Myélosuppression Vaccin antiamaril Neuropathie induite par le cisplatine...	Troubles digestifs Leucopénie Thrombocytopénie Anémie IR Insuffisance auditive Pyrexie...
CITALOPRAM (comp. pelliculés sécables, à prendre 1 fois par jour, pendant ou en dehors des repas/existe en sol. buv. et en sol. pour perf.)	Seropram®	(*Antidépresseur*) Épisodes dépressifs majeurs Prévention des attaques de paniques, avec ou sans agoraphobie	IRS Association aux IMAO, aux pimozide, ou à un médicament allongeant l'intervalle QT Patients présentant un allongement du QT	Troubles digestifs Céphalées Somnolence Insomnies Xérostomie Hyperhidrose Tremblements...

DCI	PRINCEPS	INDICATIONS	CONTRE-INDICATIONS	EFFETS INDÉSIRABLES
CLARITHROMYCINE (comp. pelliculés, à libération modifiée ou non, à prendre pendant les repas/existe en granulés pour susp. buv. et en poudre pour sol. à diluer pour perf.)	Monozéclar® Zéclar®	(*Antibiotique*) Exacerbation des bronchites chroniques Sinusites aiguës Aide à l'éradication de *Helicobacter pylori*…	Hypersensibilité aux macrolides ou à l'un des constituants IHS + IR Allongement de l'intervalle QT Hypokaliémie…	Troubles digestifs Douleurs abdominales Dyspepsie Céphalées Insomnies Hyperhidrose Éruptions cutanées…
CLINDAMYCINE (sol. inj./voie IM et perf. IV/ ne jamais administrer en IV directe et toujours diluer la sol./existe en gélules)	Dalacine®	(*Antibiotique*) Infections ORL, cutanées, génitales… Prophylaxie des infections postopératoires	Allergie à l'un des constituants, à la lincomycine ou à la clindamycine Enfants < 3 ans Allaitement…	Colite pseudomembraneuse Éruptions maculopapuleuses Anomalies des tests de la fonction hépatique…
CLINDAMYCINE (sol. et gel pour application locale/ne pas appliquer sur la peau érodée, ni à proximité de l'œil, de la bouche et des muqueuses)	Dalacine T® Topic Zindacline®	(*Antibiotique/ antiacnéique*) Traitement de l'acné, plus particulièrement les formes à dominante inflammatoire	Hypersensibilité à l'un des constituants ou à la lincomycine ATCD de colite associée aux antibiotiques	Sécheresse cutanée Irritation de la peau Urticaire Prurit Séborrhée…
CLOBAZAM (comp. sécables ou non, à prendre pendant ou en dehors des repas/ils peuvent être écrasés/existe en gélules et en susp. buv.)	Likozam® Urbanyl®	(*Anxiolytique*) Traitement des épilepsies partielles ou généralisées Manifestations anxieuses sévères et/ou invalidantes chez l'adulte *Delirium tremens*	Insuffisance respiratoire sévère Syndrome d'apnée du sommeil IHS, aiguë ou chronique Myasthénie/allaitement Enfants < 6 ans	Somnolence Asthénie Céphalées Nausées Ataxie Constipation Xérostomie…

DCI	PRINCEPS	INDICATIONS	CONTRE-INDICATIONS	EFFETS INDÉSIRABLES
CLOBÉTASOL (crème pour les lésions aiguës, suintantes/gel, mousse et shampoing pour le cuir chevelu/se laver les mains après application)	Clarelux® Clobex® Dermoval®	(*Corticoïde*) Plaques limitées et résistantes de psoriasis, de lichens… Cicatrices hypertrophiques…	Lésions ulcérées, brûlures Application sur les paupières Acné, rosacée Nourrisson…	Peu fréquents : atrophie cutanée, télangiectasie, vergetures Très rares : urticaire, prurit…
CLOFARABINE (sol. à diluer pour perf. IV/ne pas administrer de manière concomitante avec d'autres médicaments sur la même ligne de perf.)	Évoltra®	(*Agent antinéoplasique*) Traitement de la LAL chez l'enfant	Hypersensibilité à l'un des constituants IRS IHS Allaitement	Troubles digestifs Céphalées Neutropénie fébrile Rash Prurit Pyrexie Anxiété…
CLOMIPRAMINE (comp. pelliculés sécables ou non, à prendre pendant ou en dehors des repas, en 1 prise quotidienne/existe en sol. inj.)	Anafranil®	(*Antidépresseur*) Épisodes dépressifs majeurs, TOC Prévention des attaques de panique Douleurs neuropathiques de l'adulte	Risque connu de glaucome par fermeture d'angle Risque de rétention urinaire lié à des troubles urétroprostatiques IDM récent…	Nausées Vertiges Somnolence Xérostomie Constipation Hypotension orthostatique…
CLOPIDOGREL (comp. pelliculés, à prendre pendant ou en dehors des repas, en 1 prise quotidienne)	Plavix®	(*Antiagrégant plaquettaire*) Prévention des événements liés à l'athérothrombose	Hypersensibilité à l'un des constituants IHS Lésion hémorragique évolutive (UGD…)	Hématomes Épistaxis Diarrhées Hémorragie gastrointestinale…

DCI	PRINCEPS	INDICATIONS	CONTRE-INDICATIONS	EFFETS INDÉSIRABLES
CLORAZÉPATE (gélules, ne pas dépasser la dose de 90 mg par jour)	Tranxène®	(*Anxiolytique*) Traitement symptomatique des manifestations anxieuses sévères et/ou invalidantes *Delirium tremens*	IHS, aiguë ou chronique Insuffisance respiratoire sévère Syndrome d'apnée du sommeil Myasthénie	Somnolence Dépendance physique et psychique Sensations ébrieuses Asthénie Fréquence indéterminée : chute…
CLORAZÉPATE (lyophilisat et sol. pour usage parentéral/voie IM profonde, IVL ou perf. IV)	Tranxène®	(*Anxiolytique*) Urgences neuropsychiatriques Prémédication à certaines explorations fonctionnelles	IHS, aiguë ou chronique Insuffisance respiratoire sévère Syndrome d'apnée du sommeil Myasthénie	Somnolence Dépendance physique et psychique Sensations ébrieuses Asthénie…
CLOXACILLINE (gélules, à avaler sans les ouvrir, de préférence 1/2 h avant le repas/existe en poudre pour sol. inj. IV)	Orbénine®	(*Antibiotique*) Gélules : infections cutanées peu sévères Poudre pour sol. inj. : infection ORL, endocardites…	Hypersensibilité à l'un des constituants ou aux antibiotiques de la famille des bêtalactamines (pénicillines, céphalosporines)	Troubles digestifs Éruptions cutanées Urticaire Troubles hématologiques réversibles Pyrexie…
CLOZAPINE (comp. sécables/la clozapine peut entraîner une agranulocytose et est associée à un risque accru de myocardite)	Léponex®	(*Neuroleptique/agent antipsychotique*) Schizophrénie résistante au traitement Psychose dans la maladie de Parkinson	Patients ne pouvant être soumis à des analyses de sang régulières IH Troubles rénaux ou cardiaques sévères…	Somnolence Étourdissements Tachycardie Constipation Sialorrhée Leucopénie…

DCI	PRINCEPS	INDICATIONS	CONTRE-INDICATIONS	EFFETS INDÉSIRABLES
CODÉINE (sirop/1 cuillère à soupe par prise, à renouveler toutes les 6 h si besoin, sans dépasser la dose de 120 mg par jour/ existe en comp.)	Néo-Codion® Padéryl®	(*Antitussif opiacé*) Traitement symptomatique des toux non productives gênantes chez l'adulte	Insuffisance respiratoire Toux de l'asthmatique Allaitement Enfant < 12 ans Métaboliseur ultrarapide des substrats du CYP2D6	Comparables aux autres opiacés mais plus rares et modérés : nausées, vomissements, constipation, somnolence, états vertigineux…
COLISTIMÉTHATE (poudre et solvant pour sol. inj. en perf. lente de 30 à 60 min)	Colimycine®	(*Antibiotique/ polymyxine*) Infections sévères dues à des bactéries aérobies à Gram négatif sensibles	Hypersensibilité à l'un des constituants ou aux autres polymyxines	IR Troubles neuropsychiques en cas de surdosage : syndrome confusionnel…
COLISTIMÉTHATE (poudre et solvant pour inhalation par nébuliseur)	Colimycine® Tadim®	(*Antibiotique*) Infections pulmonaires chroniques chez les patients atteints de mucoviscidose	Hypersensibilité à l'un des constituants ou aux autres polymyxines	Baisse du VEMS de plus de 10 % Bronchospasme Dyspnée Oppression thoracique…
COTRIMOXAZOLE (comp., à prendre de préférence au cours des repas/existe en susp. buv. et sol. inj. pour perf.)	Bactrim Bactrim Forte®	(*Antibiotique*) Infections de l'adulte dues aux germes sensibles : prostatites, fièvre typhoïde…	Prématurés et nouveau-nés Association au méthotrexate IRT sans dialyse Déficit en G6PD…	Nausées Vomissements Transaminases élevées Érythème, prurit Augmentation de la créatinine sérique…

DCI	PRINCEPS	INDICATIONS	CONTRE-INDICATIONS	EFFETS INDÉSIRABLES
CROMOGLICATE DE SODIUM (collyre en sol., à instiller dans le cul-de-sac conjonctival, le sujet regardant vers le haut)	Cromedil® Cromofree® Humex Conjonctivite allergique® Multicrom® Opticron®	(*Collyre antiallergique*) Traitement symptomatique des affections ophtalmiques d'origine allergique	Hypersensibilité à l'un des constituants	Gêne visuelle passagère
CROMOGLICATE DE SODIUM (sol. buv. en ampoule)	Intercron®	(*Agent antiallergique*) Manifestations digestives et extradigestives de l'allergie alimentaire	Hypersensibilité à l'un des constituants	Rares : nausées, douleurs articulaires, éruptions cutanées, diarrhées
CYAMÉMAZINE (comp. pelliculés sécables/ existe en sol. buv. en gouttes et en sol. inj. en ampoule)	Tercian®	(*Antipsychotique*) États psychotiques de l'adulte... Troubles graves du comportement chez l'enfant > 6 ans	Risque de glaucome par fermeture de l'angle Risque de rétention urinaire liée à des troubles urétroprostatiques...	Fréquence indéterminée : somnolence, xérostomie, constipation, risque de rétention urinaire...
CYCLOPHOSPHAMIDE (poudre pour sol. inj. ou pour perf. IV/existe en comp., à avaler le matin à jeun, sans les écraser)	Endoxan®	(*Agent antinéoplasique*) Cancers ovariens, bronchiques... Conditionnement des allo et autogreffes médullaires...	insuffisance médullaire sévère Obstruction des voies urinaires Vaccin antiamaril Grossesse, allaitement...	Immunosuppression Alopécie Infections, pyrexie Cystites Anomalie de la fonction hépatique...

DCI	PRINCEPS	INDICATIONS	CONTRE-INDICATIONS	EFFETS INDÉSIRABLES
CYPROTÉRONE (comp. sécables ou non/dans la réduction des pulsions sexuelles, le traitement doit être associé à une prise en charge psychothérapeutique)	Androcur®	(*Antiandrogènes*) Traitement palliatif du cancer de la prostate Hirsutisme féminin majeur d'origine non tumorale…	Affections hépatiques sévères Tuberculose Dépression chronique sévère Anémie à hématies falciformes…	Possibilité de : dyspnée, aggravation d'une insuffisance veineuse, céphalées, impuissance, humeur dépressive…
CYPROTÉRONE + ÉTHINYLESTRADIOL (comp. enrobés/consulter un médecin si apparition de céphalées inhabituelles, de troubles oculaires, d'HTA…)	Diane 35® Evepar® Minerva®	(*Antiandrogènes et estrogène*) Contraceptif hormonal Traitement de l'acné et/ou de l'hirsutisme chez la femme en âge de procréer…	Présence ou ATCD d'accidents thromboemboliques veineux ou artériels HTA sévère Atteinte hépatique en cours d'évolution…	Fréquence indéterminée : céphalées, nausées, prise de poids, humeur dépressive, douleurs mammaires, douleurs abdominales…
CYSTINE + PYRIDOXINE (comp. pelliculés à prendre pendant les repas/demander un avis médical en l'absence d'évolution clinique au bout d'un mois)	Cystine B6 Bailleul/Biogaran conseil®	(*Acide aminé et vitamine B6*) Traitement d'appoint des affections phanériennes et des troubles de la cicatrisation cornéenne	Hypersensibilité à l'un des constituants Cystinurie	Fréquence indéterminée : prurit, urticaire, photosensibilité, hypertrichose, diarrhées…
CYTARABINE (sol. inj. ou pour perf./nécessite une surveillance de la NFS et du myélogramme)	Aracytine®	(*Agent antinéoplasique*) Leucémies aiguës myéloblastiques et lymphoblastiques	Aplasie médullaire préexistante Encéphalopathie dégénérative et toxique Vaccins vivants atténués Allaitement	Troubles digestifs Mucite Alopécie Pyrexie, infections Fonction hépatique anormale…

DCI	PRINCEPS	INDICATIONS	CONTRE-INDICATIONS	EFFETS INDÉSIRABLES
DABIGATRAN (gélules, à prendre pendant ou en dehors des repas, sans les ouvrir)	Pradaxa®	(*Antithrombotique/ anticoagulant*) Prévention primaire des événements thromboemboliques veineux de l'adulte	IRS/IH Saignement évolutif cliniquement significatif Association à d'autres anticoagulants, au kétoconazole...	Saignements Anomalie de la fonction hépatique Peu fréquents : anémie, troubles digestifs...
DALTÉPARINE (sol. inj. en seringue préremplie/voie SC/ne pas injecter en IM/ne pas purger la bulle d'air/surveillance de la numération plaquettaire)	Fragmine®	(*HBPM/ antithrombotique*) Traitement curatif des TVP Traitement de l'angor instable et de l'IDM...	ATCD de TIH de type II Tendances hémorragiques liées à des troubles de l'hémostase UGD aigu...	Thrombopénie modérée Hémorragie Élévation transitoire des transaminases Douleur au site d'injection...
DANAPAROÏDE (sol. inj. en ampoule/ne pas utiliser la voie IM/prévoir une surveillance de la numération plaquettaire)	Orgaran®	(*Antithrombotique*) Traitement curatif des manifestations thromboemboliques chez le sujet atteint de TIH de type II...	HTA non contrôlée Rétinopathie diabétique Endocardite bactérienne aiguë IHS, IRS AVC en phase aiguë...	Thrombocytopénie Rash Hémorragie postchirurgicale Peu fréquents : éruptions cutanées...
DAPTOMYCINE (poudre pour sol. inj. ou pour perf. IV/ne pas administrer aux enfants < 1 an)	Cubicin®	(*Antibiotique*) Bactériémie à *Staphylococcus aureus* Infections compliquées de la peau et des tissus mous...	Hypersensibilité à l'un des constituants	Troubles digestifs Céphalées Infections mycosiques Anémie Insomnie Éruptions cutanées...

DCI	PRINCEPS	INDICATIONS	CONTRE-INDICATIONS	EFFETS INDÉSIRABLES
DARUNAVIR (comp. pelliculés, à prendre dans les 30 min suivant la fin d'un repas/existe en susp. buv.)	Prézista®	(*Antirétroviral*) Traitement de l'infection par le VIH, en association avec d'autres antirétroviraux	IHS (*Child Pugh class C*) Association à la rifampicine, aux préparations à base de millepertuis...	Troubles digestifs Céphalées Éruptions cutanées Insomnies Myalgies...
DASATINIB (comp. pelliculés, à prendre pendant ou en dehors des repas, à la même heure, sans les écraser/existe en poudre pour susp. buv.)	Sprycel®	(*Antinéoplasique*) LMC LAL	Hypersensibilité à l'un des constituants	Myélosuppression Céphalées Dyspnée Troubles digestifs Rash cutané, œdèmes Alopécie...
DÉFÉRASIROX (comp. dispersibles, à prendre à jeun, sans les écraser ni les avaler, dissous dans un verre d'eau, 30 min avant un repas)	Exjade®	(*Chélateur du fer*) Traitement de la surcharge en fer chronique	Association à d'autres traitements chélateurs du fer Clairance à la créatinine < 60 mL/min	Troubles digestifs Éruptions cutanées Céphalées Augmentation de la créatininémie...
DÉFÉRIPRONE (comp. pelliculés/existe en sol. buv.)	Ferriprox®	(*Chélateur du fer*) Traitement de la surcharge en fer chez les patients présentant une thalassémie majeure	ATCD de neutropénie ATCD d'agranulocytose Grossesse, allaitement Association à d'autres médicaments provoquant une neutropénie	Troubles digestifs Douleurs abdominales Chromaturie Neutropénie Agranulocytose Céphalées...

DCI	PRINCEPS	INDICATIONS	CONTRE-INDICATIONS	EFFETS INDÉSIRABLES
DÉMÉCLOCYCLINE (gélules, à prendre en dehors des repas)	Déméclocycline Acetlab®	(*Antagoniste de la vasopressine/tétracycline*) SIADH	Allergie aux tétracyclines IR/IH/enfant < 8 ans Association aux rétinoïdes par voie générale Grossesse, allaitement	Troubles digestifs Urticaire, prurit Photosensibilisation Dyschromie dentaire chez l'enfant < 8 ans Possible HTIC…
DESFLURANE (liquide pour inhalation par vapeur)	Suprane®	(*Anesthésique général*) Anesthésique par inhalation pour l'induction et/ou l'entretien de l'anesthésie	ATCD personnels ou familiaux d'hyperthermie maligne Hypersensibilité aux agents halogénés…	Nausées Vomissements Hypertension Hypersialorrhée Apnées…
DESLORATADINE (comp. pelliculés, à prendre pendant ou en dehors des repas/existe en sol. buv.)	Aérius® Néoclarityn®	(*Antihistaminique*) Traitement symptomatique de la rhinite allergique et de l'urticaire	Hypersensibilité à l'un des constituants	Asthénie Xérostomie Céphalées Très rares : myalgies…
DÉSOGESTREL (comp. pelliculés/l'intervalle entre les prises doit être de 24 h)	Antigone® Cérazette® Claréal® Désopop® Elfasette® Lactinette® Optimizette®	(*Contraceptif hormonal*) Contraceptif oral	ATEV évolutifs Tumeurs sensibles aux stéroïdes sexuels Affection hépatique sévère Hémorragie génitale inexpliquée…	Saignements irréguliers Aménorrhée Céphalées Nausées Acné Mastodynie Prise de poids…

DCI	PRINCEPS	INDICATIONS	CONTRE-INDICATIONS	EFFETS INDÉSIRABLES
DÉSOGESTREL + ÉTHINYLESTRADIOL (comp./consulter un médecin si apparition de céphalées inhabituelles, de troubles oculaires, d'HTA...)	Désobel® Mercilon® Varnoline® Varnoline Continu®	(*Contraceptif hormonal*) Contraceptif oral	Présence ou risques thromboemboliques veineux ou artériels Affection hépatique sévère Hyperplasie endométriale...	Nausées Céphalées Prise de poids Mastodynie Tensions mammaires Douleurs abdominales Changement d'humeur...
DEXAMÉTHASONE (comp./peuvent être écrasés et mélangés à de la nourriture pour les personnes ne pouvant avaler des comp./existe en sol. inj.)	Dectancyl®	(*Glucocorticoïde*) Vascularite, certaines urticaires aiguës, hépatite chronique auto-immune...	Tout état infectieux à l'exclusion des indications spécifiées Certaines viroses en évolution (herpès...) Vaccins vivants...	À dose importante ou lors d'un traitement de plusieurs mois : hypokaliémie, rétention hydrosodée, atrophie musculaire, insomnie...
DEXMÉDÉTOMIDINE (sol. à diluer pour perf. IV monitorée)	Dexdor®	(*Psycholeptique*) Sédation en USI chez l'adulte	Bloc cardiaque avancé (sauf si pacemaker) Hypotension non contrôlée Pathologie cérébrovasculaire aiguë	Hypotension ou hypertension Bradycardie Nausées Vomissements Xérostomie...
DEXPANTHÉNOL (pommade/appliquer en massant légèrement une à plusieurs fois par jour/existe en crème pour les dermatites d'irritation de l'adulte)	Bepanthen® ErythéDermyl®	(*Protecteur cutané*) Irritations de la peau, notamment en cas d'érythème fessier (fesses rouges) du nourrisson	Hypersensibilité à l'un des constituants Dermatose infectée ou suintante	Rares manifestations cutanées allergiques

DCI	PRINCEPS	INDICATIONS	CONTRE-INDICATIONS	EFFETS INDÉSIRABLES
DEXRAZOXANE (poudre pour sol. pour perf./ risque d'atteinte médullaire : nécessite une surveillance hématologique)	Cardioxane® Cyrdanax®	(*Cardioprotecteur*) Prévention de la cardiotoxicité des anthracyclines (sol. antinéoplasiques)	Hypersensibilité à l'un des constituants Vaccin antiamaril Enfants et adolescents Allaitement...	Nausées Vomissements Anémie Leucopénie Alopécie...
DEXTROMÉTHORPHANE (sirop/en cas de surdosage, un syndrome opiacé est possible avec risque de dépression respiratoire)	Dextrocidine® Nodex® Pulmodexane® Tussidane®	(*Antitussif*) Traitement de courte durée des toux sèches et des toux d'irritation (non productives gênantes)	Insuffisance respiratoire Toux de l'asthmatique Association aux IMAO et au linézolide Allaitement Enfants selon les doses	Possibles : constipation, somnolences Rarement : nausées, vomissements, bronchospasme...
DIACÉRÉINE (gélules, à avaler sans les ouvrir au milieu du repas/ en cas de diarrhées, une alternative thérapeutique doit être envisagée)	Art® Zondar®	(*Antiarthrosique*) Traitement symptomatique de l'arthrose de la hanche et du genou	ATCD de maladie hépatique Colopathie organique inflammatoire Syndrome occlusif ou subocclusif	Diarrhées Douleurs abdominales Flatulences Éruptions cutanées Eczéma Prurit...
DIAZÉPAM (comp. sécables, sol. buv. et inj./la vigilance s'impose chez le sujet âgé en raison du risque de chute)	Valium Roche®	(*Anxiolytique*) Traitement symptomatique des manifestations anxieuses sévères *Delirium tremens*...	Insuffisance respiratoire sévère Apnée du sommeil IHS aiguë ou chronique Myasthénie	Faiblesse musculaire Fatigue Somnolence Possibles : céphalées, nausées, vertiges, chutes...

DIC – DIC

DCI	PRINCEPS	INDICATIONS	CONTRE-INDICATIONS	EFFETS INDÉSIRABLES
DICLOFÉNAC (gel, à faire pénétrer par un massage doux et prolongé/ ne pas appliquer sur des lésions cutanées, ni sur les muqueuses)	Flector Gel® Tendol® VoltarenActigo® Voltarène Emulgel® VoltarenSpé®	(*AINS*) Traitement local de courte durée en cas de : douleur tendinoligamentaire, entorse, contusion…	À partir du 6e mois de grossesse Enfant < 15 ans Allergie au diclofénac ou aux autres AINS Peau lésée	Réactions cutanées : – éruptions – eczéma – érythèmes – dermatites…
DICLOFÉNAC (comp. enrobés gastrorésistants ou LP/à avaler sans les croquer avec un verre d'eau, de préférence avant le repas/existe en granulés pour susp. buv.)	Flector® Voltarène® (… LP®)	(*AINS*) Traitement symptomatique des rhumatismes inflammatoires chroniques ou infantiles…	Au-delà de 5 mois de grossesse révolus UGD en évolution Enfants < 6 ans/35 kg Cardiopathie ischémique IH, IR…	Troubles digestifs Céphalées Étourdissements Vertiges Éruptions cutanées Augmentation des transaminases…
DICLOFÉNAC (emplâtre médicamenteux, à utiliser sans le découper sur une peau saine/peut être maintenu en place par un filet élastique tubulaire)	Antalcalm® Flector Tissugel EP® VoltarenPlast®	(*AINS*) Traitement symptomatique en traumatologie bénigne : entorses, contusions aiguës…	Allergie au diclofénac ou aux autres AINS Peau lésée Ulcère peptique évolutif Grossesse ≥ 6 mois Enfant < 16 ans…	Prurit Rougeurs Érythèmes Éruptions cutanées Dermatites Eczéma…
DICLOFÉNAC + HÉPARINE SODIQUE (emplâtre médicamenteux, à utiliser intact/peut être maintenu en place par un filet élastique tubulaire)	Flector Tissugel Héparine®	(*AINS*) Traitement local symptomatique des entorses bénignes de la cheville	Allergie au diclofénac ou aux autres AINS Peau lésée Ulcère peptique évolutif Grossesse ≥ 6 mois Enfants	Les réactions cutanées sont communément rapportées Fréquent : érythèmes Peu fréquents : prurit, lésions de la peau…

DCI	PRINCEPS	INDICATIONS	CONTRE-INDICATIONS	EFFETS INDÉSIRABLES
DIDANOSINE (gélules gastrorésistantes, à avaler sans les ouvrir/ existe en comp. à croquer ou dispersibles et en poudre pour sol. buv.)	Videx®	(*Antirétroviral*) Traitement de l'infection par le VIH, en association avec d'autres antirétroviraux	Hypersensibilité à l'un des constituants Enfants <6 ans en raison du risque de fausse route	Troubles digestifs Céphalées Xérostomie Hépatite Gynécomastie...
DIÉNOGEST (comp., à prendre pendant ou en dehors des repas, à heure fixe)	Sawis® Visanne®	(*Progestatif*) Traitement de l'endométriose	Thromboembolie veineuse en cours Diabète sucré avec atteinte vasculaire Tumeurs hépatiques IHS...	Céphalées Gènes mammaires Humeurs dépressives Acné Nausées, vomissements Prise de poids...
DILTIAZEM (comp., à avaler avec un peu de liquide au début des repas, sans les croquer/existe en gélules LP)	Bi-Tildiem LP® Mono-Tildiem LP® Tildiem®	(*Vasodilatateur*) Traitement préventif des crises d'angine de poitrine, notamment dans l'angor d'effort Angor de Prinzmetal	Bradycardie sévère Insuffisance ventriculaire gauche avec stase pulmonaire Association au pimozide Dysfonction sinusale...	OMI Céphalées Vertiges Nausées Érythèmes Asthénie...
DIOSMECTITE (poudre pour susp. buv./il est recommandé d'administrer tout autre médicament à distance du diosmectite)	Smecta®	(*Adsorbant intestinal*) Traitement de la diarrhée aiguë chez l'enfant à partir de 2 ans et l'adulte Diarrhée fonctionnelle chronique de l'adulte	Hypersensibilité à l'un des constituants Phénylcétonurie (présence d'aspartam)	Constipation Peu fréquents : éruptions cutanées, vomissements Rare : urticaire...

DCI	PRINCEPS	INDICATIONS	CONTRE-INDICATIONS	EFFETS INDÉSIRABLES
DIOSMINE (comp. pelliculés/déconseillé pendant la période d'allaitement/existe en poudre pour susp. buv.)	Dio® Diovénor® Médiveine® Vénaclar®	(*Vasculoprotecteur*) Traitement symptomatique de l'insuffisance veinolymphatique Crise hémorroïdaire…	Hypersensibilité à l'un des constituants	Quelques cas de troubles digestifs entraînant rarement l'arrêt du traitement
DOBUTAMINE (sol. à diluer pour perf./voie IV stricte et utilisation d'un PSE)	Dobutamine Mylan®/ Panpharma®	(*Stimulant cardiaque*) Syndromes de bas débit liés à une embolie pulmonaire grave, un IDM…	Obstacle mécanique au remplissage et à l'éjection Obstruction dynamique IV	Augmentation de la pression artérielle et de la fréquence cardiaque…
DOCÉTAXEL (sol. à diluer et solvant pour perf./une surveillance de la formule sanguine est nécessaire à cause du risque de neutropénie)	Taxotère®	(*Agent antinéoplasique*) Cancer du sein, des poumons, de la prostate, des voies aérodigestives supérieures Cancer gastrique	Hypersensibilité à l'un des constituants Neutrophiles < 1 500/ mm^3 IHS	Neutropénie Anémie Alopécie Troubles digestifs Stomatites Asthénie…
DOMPÉRIDONE (comp. pelliculés, à prendre si possible avant le repas/existe en comp. orodispersibles à faire fondre sur la langue et en sol. buv.)	Motilium® Oropéridys® Péridys®	(*Stimulant de la motricité intestinale*) Soulagement des symptômes de type nausées et vomissements	Hémorragie gastrointestinale Tumeur hypophysaire à prolactine IH modérée ou sévère IC congestive…	Fréquent : xérostomie Peu fréquent : diarrhées, céphalées, somnolence…

DCI	PRINCEPS	INDICATIONS	CONTRE-INDICATIONS	EFFETS INDÉSIRABLES
DONÉPÉZIL (comp. pelliculés à prendre le soir avant le coucher/existe en comp. orodispersibles à faire fondre sur la langue)	Aricept®	(*Anticholinestérasique*) Traitement symptomatique de la maladie d'Alzheimer	Hypersensibilité à l'un des constituants et aux dérivés de la pipéridine	Troubles digestifs Céphalées Insomnies Crampes musculaires Incontinence urinaire...
DORZOLAMIDE (collyre en sol./instiller une seule goutte dans le cul-de-sac conjonctival)	Trusopt®	(*Antihypertenseur oculaire*) Hypertonie oculaire Glaucome à angle ouvert Glaucome pseudo-exfoliatif	Hypersensibilité à l'un des constituants Acidose hyperchlorémique IRS	Picotements et sensation de brûlures Vision trouble Larmoiements Irritation palpébrale Céphalées...
DORZOLAMIDE + TIMOLOL (collyre en sol./instiller une seule goutte dans le cul-de-sac conjonctival)	Cosidime® Cosopt® Dualkopt®	(*Antihypertenseur oculaire*) Traitement de la PIO élevée	Asthme/BPCO Acidose hyperchlorémique IC/choc cardiogénique IRS...	Picotements et sensation de brûlures Vision trouble Larmoiements Irritation palpébrale...
DOXAZOSINE (comp. LP/à avaler entier, pendant ou en dehors des repas, sans les croquer)	Zoxan LP®	(*Antiadrénergique à action périphérique*) Traitement des symptômes de l'hyperplasie bénigne de la prostate...	Hypotension ATCD d'hypotension orthostatique ATCD d'occlusion gastrointestinale ou œsophagienne...	Céphalées Somnolence Vertiges Nausées Xérostomie Hypotension...

DCI	PRINCEPS	INDICATIONS	CONTRE-INDICATIONS	EFFETS INDÉSIRABLES
DOXORUBICINE (sol. pour perf. IV/possible administration intravésicale pour des tumeurs superficielles de la vessie)	Adriblastine®	(*Agent antinéoplasique/ anthracycline*) Carcinomes du sein Cancers de la vessie, de l'ovaire, de l'estomac, du poumon…	Vaccins vivants atténués IHS, insuffisance myocardique sévère IDM récent Arythmie sévère Grossesse, allaitement…	Leucopénie, neutropénie Infection, pyrexie Troubles digestifs Alopécie Anorexie Asthénie…
DOXYCYCLINE (comp. sécables ou non/ administrer au milieu d'un repas avec un verre d'eau, au moins 1 h avant le coucher)	Doxy® Doxylis® Granudoxy® Spanor® Tolexine® Vibramycine®	(*Antibiotique*) Traitement de certaines infections bactériennes : brucellose, pasteurelloses, choléra…	Hypersensibilité à l'un des constituants ou aux tétracyclines Grossesse, allaitement Association aux rétinoïdes	Possibles : nausées/ diarrhées, photosensibilisation, décoloration réversible des dents, prurit HTIC…
DOXYCYCLINE (comp. sécables ou non/ administrer au milieu d'un repas avec un verre d'eau, au moins 1 h avant le coucher)	Doxypalu®	(*Antibiotique/ tétracycline*) Traitement prophylactique du paludisme du voyageur en zone d'endémie	Hypersensibilité à l'un des constituants ou aux tétracyclines Grossesse, allaitement Association aux rétinoïdes	Possibles : nausées/ diarrhées, photosensibilisation, décoloration réversible des dents, prurit HTIC…
DOXYLAMINE (comp. pelliculés sécables/1 seule prise par jour, 15 à 30 min avant le coucher/ ne convient pas aux enfants < 15 ans/existe en comp. effervescents)	Donormyl® Lidène®	(*Antihistaminique*) Insomnie occasionnelle chez l'adulte	ATCD de glaucome aigu par fermeture de l'angle iridocornéen Troubles urétroprostatiques à risque de rétention urinaire	Possibilité de : somnolence diurne, rétention urinaire, xérostomie, troubles visuels, palpitations cardiaques, constipation…

DCI	PRINCEPS	INDICATIONS	CONTRE-INDICATIONS	EFFETS INDÉSIRABLES
DROPÉRIDOL (sol. inj./la prudence s'impose chez les patients souffrant d'épilepsie/surveillance de l'oxymétrie de pouls)	Droleptan®	(*Neuroleptique*) Traitement des nausées et vomissements postopératoires États d'agressivité chez l'adulte…	Hypokaliémie Bradycardie Dépression sévère Maladie de Parkinson États comateux Phéochromocytome…	Somnolence Hypotension Peu fréquents : tachycardie, anxiété, oculogyrie…
DULOXÉTINE (gélules gastrorésistantes, à prendre 1 fois par jour, pendant ou en dehors des repas)	Cymbalta®	(*Antidépresseur, IRSNA*) Traitement du trouble dépressif majeur, du trouble d'anxiété généralisée, de la douleur neuropathique diabétique périphérique	IH IRS HTA non équilibrée Association avec les IMAO non sélectifs, irréversibles, à la ciprofloxacine…	Nausées Céphalées Somnolences Chutes Xérostomie Sensations vertigineuses Hyperhidrose…
DUTASTÉRIDE (capsules molles, à prendre pendant ou en dehors des repas, sans les mâcher : risque d'irritation de la muqueuse oropharyngée)	Avodart®	(*Agent réducteur du volume prostatique*) Traitement des symptômes modérés à sévères de l'HBP…	Hypersensibilité à l'un des constituants ou aux autres inhibiteurs de la 5-alpha-réductase Femmes, enfants, adolescents IHS…	Impuissance Diminution de la libido Troubles de l'éjaculation Affections du sein Peu fréquents : alopécie…
DUTASTÉRIDE + TAMSULOSINE (gélules, à prendre 30 min après le repas, sans les ouvrir : risque d'irritation de la muqueuse oropharyngée)	Combodart® Dyvixarez®	(*Agents réducteurs du volume prostatique*) Traitement des symptômes modérés à sévères de l'HBP…	Femmes, enfants, adolescents ATCD d'hypotension orthostatique IHS…	Impuissance Diminution de la libido Troubles de l'éjaculation Affections du sein Sensations vertigineuses Peu fréquent : IC

DCI	PRINCEPS	INDICATIONS	CONTRE-INDICATIONS	EFFETS INDÉSIRABLES
ÉBASTINE (comp. pelliculés et lyophilisat oral, à prendre pendant ou en dehors des repas, en 1 prise quotidienne/existe en comp. orodispersibles)	Kestin® KestinLyo®	(*Antihistaminique*) Traitement symptomatique de la rhinite allergique saisonnière et de l'urticaire	Hypersensibilité à l'un des constituants Enfants < 12 ans	Somnolences Céphalées Xérostomie Rarement : nausées, vomissements, éruptions cutanées…
ÉCONAZOLE (crème/application biquotidienne jusqu'à disparition des lésions/ne pas appliquer sur les muqueuses)	Dermazol® Fongiléine® Gynopura® MycoApaisyl® MycoSédermyl® MyleuGYNE® Pevaryl®	(*Agent antifongique et antibactérien*) Traitement des mycoses des plis non macérées Intertrigos génitaux non macérés…	Hypersensibilité à l'un des constituants ou aux dérivés imidazolés	Prurit Sensations de brûlure cutanée Douleurs Peu fréquents : gêne, gonflement…
ÉCONAZOLE (émulsion pour application cutanée/2 à 3 applications par jour jusqu'à disparition des lésions)	Pevaryl®	(*Agent antifongique*) Mycoses des muqueuses : vulvite, anite, balanite… Mycoses des peaux fragiles : visage, enfant Mycoses des poils	Hypersensibilité à l'un des constituants ou aux dérivés imidazolés	Prurit Sensations de brûlure cutanée Douleurs Peu fréquents : gêne, gonflement…
ÉCONAZOLE (poudre/application biquotidienne jusqu'à disparition des lésions)	Dermazol® Pevaryl®	(*Agent antifongique*) Traitement des mycoses des plis macérés Intertrigo macéré génital et crural Intertrigo des orteils	Hypersensibilité à l'un des constituants ou aux dérivés imidazolés	Prurit Sensations de brûlure cutanée Douleurs Peu fréquents : gêne, gonflement…

DCI	PRINCEPS	INDICATIONS	CONTRE-INDICATIONS	EFFETS INDÉSIRABLES
ÉCONAZOLE (ovule LP, à introduire le soir au coucher, éventuellement renouvelé le lendemain matin)	Gyno-Pevaryl LP® Gynopura LP® MyleuGYNE LP®	(*Agent antifongique et antibactérien*) Traitement local des mycoses vulvovaginales surinfectées ou non par des bactéries Gram positif	Hypersensibilité à l'un des constituants Utilisation avec un diaphragme ou des préservatifs en latex (risque de rupture)	Sensations de brûlures Prurit Peu fréquents : rash, sensations de brûlures vulvovaginales...
ÉFAVIRENZ (comp. pelliculés sécables ou non, à prendre en entier, de préférence à jeun, au coucher, pour limiter la fréquence des effets indésirables)	Sustiva®	(*Antirétroviral*) Traitement du VIH-1 en association avec d'autres antirétroviraux	Hypersensibilité à l'un des constituants IHS Association aux millepertuis, terfénadine, cisapride, pimozide...	Éruptions cutanées Troubles digestifs Nausées Céphalées Sensations vertigineuses...
ÉFAVIRENZ + EMTRICITABINE + TENOFOVIR (comp. pelliculés, à avaler entiers, 1 fois par jour)	Atripla®	(*Antirétroviraux*) Association fixe d'antirétroviraux pour le traitement de l'infection par le VIH-1	IHS Hypokaliémie Hypomagnésémie Coadministration avec le millepertuis, terfénadine, cisapride, pimozide...	Troubles digestifs Céphalées Somnolence Anxiété Éruptions cutanées Anorexie...
ÉLÉTRIPTAN (comp. pelliculés, à avaler en entier avec de l'eau/ne pas utiliser en prophylaxie)	Relpax®	(*Antimigraineux*) Traitement de la phase céphalalgique de la crise de migraine de l'adulte, avec ou sans aura	ATCD d'IDM, d'AVC ou d'AIT HTA non contrôlée ou sévère Arythmies significatives IHS/IRS/IC...	Asthénie Somnolences Xérostomie Nausées Sensations vertigineuses...

DCI	PRINCEPS	INDICATIONS	CONTRE-INDICATIONS	EFFETS INDÉSIRABLES
EMTRICITABINE + TÉNOFOVIR (comp. pelliculés, à prendre pendant les repas/peuvent être délités dans 100 mL d'eau)	Truvada®	(*Antirétroviraux*) Traitement de l'infection par le VIH-1/prophylaxie préexposition chez l'adulte à haut risque de contamination	Hypersensibilité à l'un des constituants Monothérapie : risque de mutations virales et de résistances	Troubles digestifs Céphalées Vertiges Asthénie Augmentation des transaminases…
ÉNALAPRIL (comp. sécables ou non/l'absorption des comp. n'est pas affectée par les aliments)	Renitec®	(*Antihypertenseur/IEC*) Traitement de l'HTA Traitement et prévention de l'IC symptomatique…	ATCD d'angio-œdème lié à un traitement par IEC Angio-œdème héréditaire ou idiopathique 2e et 3e trimestre de la grossesse…	Étourdissements Vision trouble Toux Nausées Asthénie Hypotension…
ÉNALAPRIL + HYDROCHLOROTHIAZIDE (comp. sécables, la posologie habituelle est d'1 prise par jour)	Co-Renitec®	(*Antihypertenseur/IEC + diurétique*) Traitement de l'HTA en cas d'échec d'une monothérapie par IEC	Angio-œdème héréditaire ou idiopathique 2e et 3e trimestres de la grossesse IRS/IHS Anurie…	Vision trouble Étourdissement Toux Nausées Asthénie Hypotension…
ÉNALAPRIL + LERCANIDIPINE (comp. pelliculés, à prendre 1 fois par jour, au moins 15 min avant un repas, de préférence le matin)	Lercapress® Zanextra®	(*Antihypertenseur/IEC + inhibiteur calcique*) Traitement de l'hypertension artérielle essentielle après échec d'une monothérapie	Hypersensibilité aux IEC IRS, IHS IDM < 1 mois Angor instable 2e et 3e trimestres de la grossesse…	Toux Étourdissements Céphalées Œdèmes périphériques Bouffées vasomotrices…

DCI	PRINCEPS	INDICATIONS	CONTRE-INDICATIONS	EFFETS INDÉSIRABLES
ÉNOXAPARINE (sol. inj. en seringue préremplie/voie SC/ne pas expulser la bulle d'air avant l'injection)	Lovenox®	(*Agent antithrombotique*) Prophylaxie et traitement de la MTEV Traitement de l'IDM et de l'angor instable	Hypersensibilité à l'un des constituants ou aux autres HBPM ATCD de TIH de type 2 Saignement actif cliniquement significatif...	Hémorragies Thrombopénie Élévation des enzymes hépatiques Céphalées Urticaire, prurit...
ENTACAPONE (comp. pelliculés, à prendre avec ou sans aliment/une coloration brun-rouge des urines est normale et bénigne)	Comtan®	(*Antiparkinsonien*) Traitement adjuvant de la maladie de Parkinson chez l'adulte	IH ATCD de syndrome malin des neuroleptiques Phéochromocytome Association aux IMAO	Troubles digestifs Dyskinésie Xérostomie Chutes Hyperhidrose...
ENTÉCAVIR (comp. pelliculés, à prendre pendant ou en dehors des repas, 1 fois par jour/existe en sol. buv.)	Baraclude®	(*Antiviral*) Traitement de l'infection chronique par le VHB	Hypersensibilité à l'un des constituants	Troubles digestifs Céphalées Somnolence Sensations vertigineuses Fatigue...
ÉPIRUBICINE (sol. pour perf./voie IV stricte/l'épirubicine est émétisante et entraîne mucite et stomatite)	Farmorubicine®	(*Antibiotique à visée antinéoplasique/ anthracycline*) Carcinome mammaire Cancer de l'ovaire, de l'estomac, du pancréas...	Allaitement Aplasie médullaire IHS, IDM récent Arythmies sévères Angor instable Cardiomyopathie...	Aplasie médullaire Infections Troubles digestifs Alopécie Coloration rouge des urines...

DCI	PRINCEPS	INDICATIONS	CONTRE-INDICATIONS	EFFETS INDÉSIRABLES
ÉPLÉRÉNONE (comp. pelliculés, à prendre pendant ou en dehors des repas/prévoir une surveillance de la kaliémie)	Inspra®	(*Antagoniste de l'aldostérone*) IC : réduction du risque de morbimortalité cardiovasculaire	Kaliémie > 5 mmol/L en début de traitement IHS/IRS Association aux IEC et aux ARA II, aux inhibiteurs du CYP3A4…	Hyperkaliémie Céphalées Hypotension Troubles digestifs Insuffisance rénale Insomnies…
ÉPOPROSTÉNOL (poudre et solvant pour sol. inj./perf. IV uniquement/ne pas injecter en bolus)	Flolan® Vélétri®	(*Inhibiteur de l'agrégation plaquettaire/vasodilatateur*) HTAP Dialyse rénale	Hypersensibilité à l'un des constituants IC congestive liée au dysfonctionnement du ventricule gauche	Céphalées Troubles digestifs Bouffées vasomotrices Douleurs de la mâchoire Saignements divers Hypotension…
EPTIFIBATIDE (sol. inj. et sol. pour perf. IV)	Intégrilin®	(*Inhibiteur de l'agrégation plaquettaire*) Prévention de l'infarctus du myocarde précoce chez l'adulte souffrant d'angor instable	INR ≥ à 2 Thrombocytopénie < 100 000/mm^3 Hypertension artérielle sévère IRS, IH significative…	Saignements mineurs et majeurs Hypotension Choc Phlébite IC congestive…
ERLOTINIB (comp. pelliculés, à prendre 1 h avant ou 2 h après un repas)	Tarcéva®	(*Agent antinéoplasique*) CBNPC Cancer du pancréas métastatique	Hypersensibilité à l'un des constituants	Éruptions cutanées Diarrhées Augmentation des transaminases Alopécie…

DCI	PRINCEPS	INDICATIONS	CONTRE-INDICATIONS	EFFETS INDÉSIRABLES
ERTAPÉNEM (poudre pour sol. à diluer pour perf. IV, d'une durée d'au moins 30 min)	Invanz®	(*Antibiotique*) Prophylaxie des infections postopératoires en chirurgie colorectale…	Hypersensibilité à l'un des constituants, aux carbapénèmes, ou aux autres bêtalactamines	Troubles digestifs Céphalées Rash, prurit Élévation des transaminases…
ÉRYTHROMYCINE (comp. et microgranules gastrorésistants en gélules/ la prise avant le repas assure les meilleurs taux sériques/existe en granulés pour sol. buv. et en poudre pour sol. à diluer pour perf. IV)	Égéry® Éry® Érythrocine®	(*Antibiotique/macrolide*) Traitement des infections dues aux germes sensibles : angines, pneumopathies, infections cutanées…	Hypersensibilité à l'un des constituants ou aux autres macrolides Association à l'alfuzosine, au pimozide, la simvastatine, le ticagrélor…	Fréquence indéterminée : troubles digestifs, gastralgies, ototoxicité, néphrite interstitielle, érythème polymorphe…
ÉRYTHROMYCINE (sol. pour application cutanée/1 à 2 applications par jour sur une peau propre et sèche, en évitant les yeux, les paupières, les lèvres, les narines)	Éryfluid® Érythrogel®	(*Antibiotique à usage local*) Traitement de l'acné mineure à modérée, notamment l'acné inflammatoire	Hypersensibilité à l'un des constituants ou aux macrolides	Fréquence indéterminée : irritations, prurit, érythème…
ESCITALOPRAM (comp. pelliculés sécables, à prendre 1 fois par jour, pendant ou en dehors des repas)	Seroplex®	(*Antidépresseur*) Épisodes dépressifs majeurs, trouble panique, phobie sociale, TOC Trouble d'anxiété généralisée	Patient présentant un allongement de l'intervalle QT Association aux IMAO non sélectifs…	Céphalées Troubles digestifs Somnolence Xérostomie Hyperhidrose Arthralgies…

DCI	PRINCEPS	INDICATIONS	CONTRE-INDICATIONS	EFFETS INDÉSIRABLES
ESLICARBAZÉPINE (comp. pelliculés sécables, à prendre pendant ou en dehors des repas/ si le traitement doit être suspendu, diminuer progressivement les doses)	Zébinix®	(*Antiépileptique*) Traitement de l'épilepsie partielle avec ou sans généralisation secondaire	Hypersensibilité à l'un des constituants ou à d'autres dérivés des carboxamides BAV du 1er ou 3e degré	Sensations vertigineuses Somnolence Troubles digestifs Céphalées Prise de poids Vision trouble…
ESMOLOL (sol. pour perf. IV et sol. inj. en flacon/surveillance de la pression artérielle et de l'ECG)	Brévibloc® Esmocard®	(*Bêtabloquant sélectif*) Tachycardies supraventriculaires Tachycardie et hypertension artérielle en période périopératoire…	Bradycardie sinusale sévère Choc cardiogénique Hypotension sévère IC décompensée Crise d'asthme aiguë…	Hypotension Diaphorèse Nausées Vomissements Céphalées Vertiges…
ÉSOMÉPRAZOL (comp. gastrorésistants/à avaler entier/possibilité de déliter les comp. dans un verre d'eau/existe en gélules, en granulés solubles et en sol. inj.)	Inexium®	(*Inhibiteur de la pompe à protons*) Prévention des EI liés aux AINS/RGO Aide à l'éradication de *Helicobacter pylori*…	Hypersensibilité à l'un des constituants, aux dérivés benzimidazolés Association avec le nelfinavir	Céphalées Troubles digestifs Douleurs abdominales Flatulences Polypes des glandes fundiques (bénins)…
ESTRADIOL (comp. pelliculés/arrêt du traitement en cas de : altération de la fonction hépatique, HTA, céphalées inhabituelles…)	Estrofem® Oromone® Progynova® Provames®	(*Estrogène*) THS des symptômes de déficit en estrogènes chez les femmes ménopausées	Cancer du sein Hémorragie génitale ATCD d'ATEV ou d'ATEA Affection hépatique aiguë Troubles thrombophiliques…	Céphalées Douleur mammaire Ménorragie Rétention hydrique Douleurs abdominales Nausées…

DCI	PRINCEPS	INDICATIONS	CONTRE-INDICATIONS	EFFETS INDÉSIRABLES
ÉTHINYLESTRADIOL + DROSPIRÉNONE (comp. pelliculés, à prendre chaque jour en respectant l'ordre indiqué sur la plaquette)	Bélanette® Convuline® Drospibel® Izéane® Jasmine® Jasminelle® Jasminellecontinu® Yaz®	*(Estrogène et progestatif)* Contraception orale	Présence ou risque de thromboembolie veineuse ou artérielle ATCD d'AVC ou d'AIT Tumeur hépatique IRS, IHS…	Céphalées Migraines Nausées Troubles dépressifs Tensions mammaires Troubles menstruels
ÉTHINYLESTRADIOL + ÉTONOGESTREL (anneau souple et transparent)	Étoring® Nuvaring®	*(Anneau vaginal/ estrogène + progestatif)* Contraceptif local	Présence ou risque de thromboembolie veineuse ou artérielle ATCD de migraine avec signes neurologiques focaux, d'AVC ou d'AIT…	Céphalées Nausées Acné Prise de poids…
ÉTHINYLESTRADIOL + NORGESTIMATE (comp., à prendre chaque jour à la même heure en respectant l'ordre indiqué sur la plaquette)	Fémi® Naravela® Optikinzy® Triafémi®	*(Agent œstrogénique et progestatif)* Contraception orale	Présence ou risque de thromboembolie veineuse ou artérielle Tumeurs hépatiques Hyperplasie endométriale IHS…	Céphalées Troubles digestifs Dysménorrhée Augmentation du poids Infections urinaires Insomnies…
ÉTIFOXINE (gélules, à avaler avec un peu d'eau)	Strésam®	*(Anxiolytique)* Manifestations psychosomatiques de l'anxiété	États de choc IHS/IRS Myasthénie	Rarement : somnolence disparaissant en début de traitement, éruptions cutanées, prurit…

DCI	PRINCEPS	INDICATIONS	CONTRE-INDICATIONS	EFFETS INDÉSIRABLES
ÉTOPOSIDE (capsules molles, à prendre à jeun/lyophilisat pour usage parentéral)	Celltop® Étopophos®	(*Agent cytostatique*) Cancer testiculaire, du poumon, de l'ovaire Leucémie aiguë myéloïde...	Hypersensibilité à l'un des constituants Vaccin vivant dont vaccin antiamaril Allaitement	Leucopénie Thrombocytopénie Nausées Vomissements Alopécie...
ÉTORICOXIB (comp. pelliculés, à prendre pendant ou en dehors des repas)	Arcoxia®	(*AINS*) Traitement symptomatique de l'arthrose chez l'adulte	Enfants < 16 ans Grossesse Allaitement IC congestive IHS/IRS/MICI ATCD d'AVC ou d'AIT...	Troubles digestifs Céphalées HTA Rétention hydrique Œdème...
ÉVÉROLIMUS (comp., à avaler pendant ou en dehors des repas, sans les croquer/1 prise journalière)	Afinitor®	(*Agent antinéoplasique*) Tumeurs neuroendocrines d'origine pancréatique Cancer du sein avancé	Hypersensibilité à l'un des constituants ou aux dérivés de la rapamycine	Stomatite Rash Fatigue Diarrhées Infections...
ÉVÉROLIMUS (comp., à prendre sans les écraser, sois toujours pendant les repas, soit toujours en dehors des repas/existe en comp. dispersibles)	Certican®	(*Immunosuppresseur*) Prévention du rejet d'organe chez l'adulte	Hypersensibilité à l'un des constituants ou au sirolimus	Infections Anémie Hyperlipidémie Insomnies Céphalées...

DCI	PRINCEPS	INDICATIONS	CONTRE-INDICATIONS	EFFETS INDÉSIRABLES
EXÉMESTANE (comp. pelliculés, à prendre 1 fois par jour, de préférence après un repas)	Aromasine®	(*Agent antinéoplasique*) Traitement du cancer du sein chez la femme ménopausée	Hypersensibilité à l'un des constituants Préménopause Grossesse Allaitement	Bouffées de chaleur Arthralgies Fatigue Leucopénie Troubles digestifs…
ÉZÉTIMIBE (comp./la posologie recommandée est d'1 comp. par jour, pendant les repas ou en dehors des repas)	Ezetrol®	(*Agent hypolipidémiant*) Hypercholestérolémie primaire Prévention des événements cardiovasculaires…	Hypersensibilité à l'un des constituants Associé à une statine : grossesse, allaitement, affection hépatique évolutive	Douleurs abdominales Diarrhées Flatulences Fatigue Céphalées Myalgie…
ÉZÉTIMIBE + SIMVASTATINE (comp., à prendre 1 fois par jour, le soir, pendant les repas ou en dehors des repas, sans les écraser)	Inégy®	(*Agent hypolipidémiant*) Hypercholestérolémie primaire Prévention des événements cardiovasculaires…	Grossesse, allaitement Affection hépatique évolutive Association aux inhibiteurs du CYP3A4, à la ciclosporine…	Augmentation des ASAT/ALAT/CPK Myalgies Peu fréquents : céphalées, nausées, vomissements…
FAMOTIDINE (comp. pelliculés, à avaler entiers avec un verre d'eau, pendant ou en dehors des repas)	Famotidine EG®	(*Inhibiteur de la sécrétion d'acide gastrique*) Ulcère duodénal Ulcère gastrique bénin Œsophagite par RGO…	Hypersensibilité à l'un des constituants Enfants	Céphalées Sensations vertigineuses Constipation Diarrhées…

DCI	PRINCEPS	INDICATIONS	CONTRE-INDICATIONS	EFFETS INDÉSIRABLES
FÉBUXOSTAT (comp. pelliculés, à prendre 1 fois par jour, pendant les repas ou en dehors des repas)	Adenuric® Alphabux®	(*Uricosurique*) Traitement de l'hyperuricémie chronique	Hypersensibilité à l'un des constituants	Céphalées Nausées Diarrhées Éruptions Œdèmes...
FÉLODIPINE (comp. pelliculés LP, à prendre le matin avec de l'eau, sans les diviser, les mâcher ou les croquer)	Flodil LP®	(*Antihypertenseur/ vasodilatateur artériel*) Hypertension artérielle Angor stable	IC décompensée IDM aigu Angor instable Grossesse Obstruction des voies d'éjection cardiaque...	Céphalées Bouffées congestives Œdèmes périphériques Peu fréquents : nausées, hypotension, rash, prurit...
FÉNOFIBRATE (comp. et gélules, à avaler entiers avec un verre d'eau, pendant un repas)	Fégénor® Lipanthyl®	(*Agent hypolipidémiant*) Hypertriglycéridémie sévère Hyperlipidémie mixte lorsqu'une statine est contre-indiquée...	Hypersensibilité à l'un des constituants, au kétoprofène, ou aux fibrates Affection de la vésicule biliaire IRS, IH...	Troubles digestifs Douleurs abdominales Flatulences Transaminases et taux sanguin d'homocystéine augmentés...
FENTANYL (dispositif transdermique/ appliquer sur une peau non irritée et non irradiée du haut du corps, en changeant régulièrement de site)	Durogésic® Matrifen®	(*Analgésique opioïde*) Douleurs chroniques sévères	Dépression respiratoire sévère Douleur aiguë ou postopératoire	Nausées Vomissements Constipation Somnolence Céphalées...

DCI	PRINCEPS	INDICATIONS	CONTRE-INDICATIONS	EFFETS INDÉSIRABLES
FENTANYL (sol. inj. IV et péridurale, à administrer exclusivement dans un lieu équipé pour l'assistance respiratoire)	Fentanyl Mylan®/ Panpharma®/ Piramal®/ Renaudin®	(*Anesthésique opioïde*) Anesthésie de courte, moyenne ou longue durée Analgésie postopératoire sous surveillance intensive...	Hypersensibilité connue aux opioïdes Dépression respiratoire non assistée Association aux morphiniques antagonistes...	Nausées Vomissements Rigidité musculaire Hypotension Arythmies Sensations vertigineuses Sédation...
FENTANYL (comp. sublinguaux, à faire fondre sous la langue, en dehors des repas, sans les mâcher ni les sucer/Actiq® doit fondre entre la joue et les dents : voie perbuccolinguale)	Abstral® Actiq® Récivit®	(*Analgésique opioïde*) Traitement des accès douloureux paroxystiques chez les patients adultes en oncologie	Patients non traités par un traitement de fond morphinique Dépression respiratoire sévère, pathologies pulmonaires obstructives sévères...	Nausées Vomissements Constipation Somnolence Céphalées Vertiges Xérostomie...
FENTICONAZOLE (crème, à appliquer sur une peau propre et sèche/éviter le contact avec les yeux)	Lomexin®	(*Antifongique local*) Candidoses Dermatophyties *Pityriasis versicolor*	Hypersensibilité à l'un des constituants Intolérance ou sensibilisation aux dérivés imidazolés	Possibles : sensation de brûlures, prurit, érythèmes
FEXOFÉNADINE (comp. pelliculés, à prendre 1 fois par jour avant le repas)	Telfast®	(*Antihistaminique*) Rhinite allergique saisonnière Urticaire idiopathique chronique	Hypersensibilité à l'un des constituants Enfant de moins de 12 ans	Céphalées Somnolences Vertiges Nausées Possibles diarrhées...

DCI	PRINCEPS	INDICATIONS	CONTRE-INDICATIONS	EFFETS INDÉSIRABLES
FINASTÉRIDE (comp. pelliculés/la posologie est d'un comprimé par jour)	Chibro-Proscar® Propécia®	(*Agent réducteur du volume prostatique*) Traitement des symptômes modérés à sévères de l'HBP	Hypersensibilité à l'un des constituants Femmes/grossesse Enfants	Diminution de la libido Impuissance Peu fréquents : éruptions cutanées, gynécomastie...
FLÉCAÏNIDE (comp. sécables et gélules LP/ existe en sol. inj.)	Flécaïne® (... LP®)	(*Antiarythmique*) Traitement et prévention des récidives des troubles du rythme ventriculaire...	IDM aigu ou ancien IC Choc cardiogénique Syndrome de Brugada connu...	Troubles visuels Étourdissements Effets proarythmiques Asthénie Dyspnées...
FLUCONAZOLE (gélules, à avaler entières, pendant les repas ou en dehors des repas/existe en poudre pour susp. buv. et sol. pour perf.)	Béagyne® Orofluco® Triflucan®	(*Antimycosique à usage systémique*) Infections fongiques Prophylaxie des récidives des méningites à cryptocoques...	Hypersensibilité à l'un des constituants ou à d'autres dérivés azolés Enfants < 6 ans (gélule) Association au cisapride, érythromycine...	Céphalées Troubles digestifs Éruptions cutanées Douleurs abdominales Augmentation des transaminases...
FLUDARABINE (sol. pour injection ou perf. IV/existe en comp. à avaler entier sans les mâcher ou les casser)	Fludara®	(*Agent antinéoplasique*) Traitement de la LMC à cellules B chez les patients adultes	IRS Anémie hémolytique décompensée Allaitement	Myélosuppression Anémie Infections Pyrexie Troubles digestifs...

DCI	PRINCEPS	INDICATIONS	CONTRE-INDICATIONS	EFFETS INDÉSIRABLES
FLUINDIONE (comp. quadrisécables de 20 mg, à prendre le soir, pour permettre la modulation des doses en fonction de l'INR)	Préviscan®	(*Anticoagulant*) Traitement des TVP et de l'EP ainsi que la prévention de leurs récidives...	IHS Allaitement Association au millepertuis, aux AINS pyrazolés...	Manifestations hémorragiques : épistaxis, gingivorragies, hémorragies intra-articulaires...
FLUMAZÉNIL (sol. inj. IV, par titration)	Anexate®	(*Antidote des benzodiazépines*) Réversion des effets sédatifs exercés par les benzodiazépines	Patients ayant reçu des benzodiazépines pour une pathologie présentant un risque vital (HTIC, état de mal épileptique)	Nausées Vomissements Peu fréquents : anxiété, angoisses, palpitations...
FLUNARIZINE (comp. sécables, à prendre 1 fois par jour, le soir)	Sibélium®	(*Antimigraineux*) Traitement de fond de la migraine ayant résisté à un autre traitement	Hypersensibilité à l'un des constituants Maladie de Parkinson Dépression	Prise de poids Somnolence Fatigue Dépression...
FLUOROMÉTHOLONE (collyre/1 goutte dans le cul-de-sac conjonctival, 3 fois par jour/attendre 5 min si utilisation d'un autre collyre)	Flucon®	(*Glucocorticoïde*) Kératites Uvéites antérieures Réactions inflammatoires postopératoires...	Hypersensibilité à l'un des constituants Infections oculaires non contrôlées par un traitement	Peu fréquents : irritations, hyperhémie, vision trouble, augmentation de la PIO...

DCI	PRINCEPS	INDICATIONS	CONTRE-INDICATIONS	EFFETS INDÉSIRABLES
FLUOROURACILE (sol. à diluer pour perf. IV/ la survenue de diarrhée ou de stomatite impose l'arrêt temporaire du traitement)	Fluorouracile Accord®/Pfizer®/ Teva®	(*Agent antinéoplasique*) Adénocarcinomes digestifs, mammaires, ovariens…	Hypoplasie médullaire Infections sévères Vaccin antiamaril Grossesse, allaitement Mauvais état nutritionnel Pas d'activité de la DPD	Myélosuppression Troubles digestifs Alopécie Hyperuricémie Bronchospasme Épistaxis…
FLUOXÉTINE (gélules, comp. dispersibles sécables et sol. buv. à prendre pendant ou en dehors des repas)	Prozac®	(*Antidépresseur*) Épisodes dépressifs majeurs TOC Boulimie	Association aux IMAO non sélectifs et irréversibles, au métoprolol utilisé dans l'IC	Céphalées Nausées Insomnies Fatigue Diarrhées…
FLURBIPROFÈNE (pastilles, à sucer sans les croquer)	Stréfen®	(*AINS local*) Traitement symptomatique des maux de gorge aigus	Grossesse $\geq$ 6 mois ATCD d'allergie aux AINS Ulcère peptique évolutif IRS/IHS/IC sévère Enfant $<$ 12 ans…	Céphalées Vertiges Diarrhées Nausées Picotements Ulcérations buccales…
FLUTAMIDE (comp./1 comp. 3 fois par jour toutes les 8 h si possible, en traitement continu)	Flutamide Biogaran®/EG®/ Mylan®	(*Antiandrogène*) Cancer de la prostate avec métastases	IHS ATCD d'atteinte hépatique lié à la prise de flutamide	Troubles digestifs Gynécomastie Galactorrhée Hépatite Insomnies…

DCI	PRINCEPS	INDICATIONS	CONTRE-INDICATIONS	EFFETS INDÉSIRABLES
FLUTICASONE (crème et pommade/ la forme crème est plus particulièrement destinée aux lésions aiguës, suintantes)	Flixovate®	(*Corticoïde d'activité forte*) Eczéma de contact Dermatite atopique Psoriasis non étendu Lichénification...	Infection cutanée non traitée Lésions ulcérées Acné Rosacée Dermatite périorale...	Prurit Peu fréquent : brûlure cutanée locale Très rares : infections secondaires, hypersensibilités...
FLUTICASONE (susp. pour inhalation en flacon pressurisé/se rincer la bouche après chaque utilisation)	Flixotide® Kresflo®	(*Antiasthmatique/ glucocorticoïde*) Traitement continu anti-inflammatoire de l'asthme persistant	Hypersensibilité à l'un des constituants	Candidoses buccales et pharyngées Raucité de la voix Peu fréquent : réactions cutanées...
FLUTICASONE + SALMÉTÉROL (susp. pour inhalation en flacon pressurisé/se rincer la bouche après chaque utilisation)	Sérétide®	(*Antiasthmatique/ glucocorticoïde + bronchodilatateur*) Traitement continu de l'asthme	Hypersensibilité à l'un des constituants	Céphalées Rhinopharyngite Candidoses buccales et pharyngées Raucité de la voix...
FLUVASTATINE (gélules ou comp. LP, à avaler entiers, pendant ou en dehors des repas)	Lescol® (... LP®)	(*Agent hypocholestérolémiant*) Dyslipidémie Prévention secondaire des maladies coronariennes	Pathologie hépatique active ou élévation inexpliquée et persistante des transaminases Grossesse, allaitement	Céphalées Insomnies Nausées Dyspepsie Élévation des transaminases...

DCI	PRINCEPS	INDICATIONS	CONTRE-INDICATIONS	EFFETS INDÉSIRABLES
FLUVOXAMINE (comp. pelliculés sécables, à avaler avec de l'eau, sans les croquer)	Floxyfral®	(*Antidépresseur/ISRS*) Épisodes dépressifs majeurs TOC	Hypersensibilité à l'un des constituants Association avec les IMAO et la tizanidine	Troubles digestifs Céphalées Anorexie Hyperhidrose Asthénie…
FOLINATE DE CALCIUM (sol. inj. IV, à administrer avant le 5-fluorouracile)	Folinate de calcium Ebewe/ Sandoz/Zentiva®	(*Agent potentialisateur du 5-fluorouracile*) Traitement des cancers colorectaux en association avec le 5-fluorouracile	Anémie pernicieuse ou en lien avec une carence en vitamine B12 Grossesse et allaitement du fait de l'association au 5-fluorouracile	Peu fréquent : pyrexie Rarement : troubles gastrointestinaux, insomnies
FONDAPARINUX (seringue préremplie/voie SC profonde dans la sangle abdominale/varier le site d'injection/ne pas purger l'air avant injection)	Arixtra®	(*Agent antithrombotique/ anticoagulant*) Prévention des événements thromboemboliques veineux chez l'adulte…	Saignement évolutif cliniquement significatif IRS Endocardite bactérienne aiguë	Saignements : hématomes, épistaxis, hématuries, hémoptysie, saignement gingival…
FORMOTÉROL (poudre pour **inhalation** en gélule et en cartouche/utiliser l'appareil adéquat réservé à cet effet)	Asmelor Novolizer® Foradil®	(*Bronchodilatateur*) Asthme Asthme d'effort Obstruction bronchique dans la BPCO	Hypersensibilité à l'un des constituants	Céphalées Tremblements Palpitations Peu fréquent : tachycardie…

DCI	PRINCEPS	INDICATIONS	CONTRE-INDICATIONS	EFFETS INDÉSIRABLES
FOSCARNET (sol. inj. pour perf. IV/la perf. doit être lente/surveillance de l'hydratation)	Foscavir®	(*Antiviral*) Traitement des infections par CMV et HSV chez les sujets immunodéprimés, séropositifs…	Hypersensibilité à l'un des constituants	Vertiges Céphalées Troubles digestifs Granulocytopénie Asthénie…
FOSFOMYCINE (granulés pour susp. buv., à prendre à jeun ou 2-3 h avant un repas)	Monuril® Uridoz®	(*Antibiotique*) Traitement monodose de la cystite aiguë non compliquée de la femme et de l'adolescente	Hypersensibilité à l'un des constituants	Céphalées Vertiges Diarrhées Nausées Vulvovaginite…
FOSINOPRIL (comp. sécables ou non, à prendre 1 fois par jour à la même heure, pendant ou en dehors des repas)	Fozitec® (AMM supprimé)	(*Agent antihypertenseur/ IEC*) Hypertension artérielle Insuffisance cardiaque congestive	Hypersensibilité à l'un des constituants ATCD d'angio-œdème lié aux IEC Grossesse	Céphalées Éruptions cutanées Hypotension Troubles digestifs Dysgueusie…
FOSINOPRIL + HYDROCHLOROTHIAZIDE (comp. sécables/la posologie habituelle est d'1 comp. par jour)	Fozirétic® (AMM supprimé)	(*Agent antihypertenseur/ IEC et diurétique*) HTA après échec d'une monothérapie par IEC	Hypersensibilité à l'un des constituants ou aux sulfamides ATCD d'angio-œdème lié aux IEC Grossesse/IRS…	Céphalées Éruptions cutanées Hypotension Troubles digestifs Dysgueusie Xérostomie…

DCI	PRINCEPS	INDICATIONS	CONTRE-INDICATIONS	EFFETS INDÉSIRABLES
FROVATRIPTAN (comp. pelliculés, à avaler entier avec de l'eau/ne pas utiliser en prophylaxie)	Isimig® Tigreat®	(*Antimigraineux*) Traitement de la phase céphalique de la crise de migraine de l'adulte, avec ou sans aura	IHS ATCD d'IDM, d'AVC, d'AIT HTA modérée ou sévère Association à l'ergotamine…	Étourdissements Fatigue Paresthésies Bouffées de chaleur Céphalées Nausées…
FULVESTRANT (sol. inj. en seringue préremplie/réaliser 2 inj. consécutives en IM lente, une dans chaque fesse)	Faslodex®	(*Anti-estrogène*) Traitement du cancer du sein localement avancé ou métastasé	Hypersensibilité à l'un des constituants Grossesse Allaitement IHS	Asthénie Nausées Augmentation des enzymes hépatiques…
FUROSÉMIDE (comp. sécables ou non, gélules, sol. buv.)	Lasilix® Lasilix faible® Lasilix retard®	(*Diurétique de l'anse*) Œdème d'origine cardiaque, rénal ou hépatique HTA	IR aiguë fonctionnelle Encéphalopathie hépatique Hypovolémie Obstruction sur les voies urinaires…	Hypotension orthostatique Troubles hydroélectrolytiques Hyponatrémie Hypokaliémie…
FUROSÉMIDE (comp. sécables)	Lasilix spécial®	(*Diurétique de l'anse*) IRC avant ou pendant le stade de l'hémodialyse Encéphalopathie hypertensive…	IR aiguë fonctionnelle Encéphalopathie hépatique Hypovolémie Hypokaliémie sévère Hyponatrémie sévère…	Hypotension orthostatique Troubles hydroélectrolytiques Hyponatrémie Hypokaliémie…

DCI	PRINCEPS	INDICATIONS	CONTRE-INDICATIONS	EFFETS INDÉSIRABLES
FUROSÉMIDE (sol. inj. en ampoule/ adulte : voie IVL ou IM/une chute brutale de la pression artérielle peut provoquer une ischémie myocardique, cérébrale ou rénale)	Lasilix®	(*Diurétique de l'anse*) Urgences hypertensives Urgences cardiologiques : OAP, asystolie Rétention sodée sévère…	IR aiguë fonctionnelle Encéphalopathie hépatique Hypovolémie ou déshydratation Hypokaliémie sévère Hyponatrémie sévère…	Hypotension orthostatique Troubles hydroélectrolytiques Hyponatrémie Hypokaliémie Hémoconcentration…
FUSIDATE DE SODIUM (acide fusidique) (pommade/existe en crème pour les lésions suintantes, macérées et des plis)	Fucidine®	(*Antibiotique*) Infections de la peau dues à staphylocoque et streptocoque	Hypersensibilité à l'un des constituants	Peu fréquents : prurit, rash, douleurs et irritations au site d'application…
FUSIDATE DE SODIUM (acide fusidique) (comp./existe en poudre pour sol. pour perf. IV et susp. buv. en flacon)	Fucidine®	(*Antibiotique*) Traitement des infections staphylococciques notamment cutanées, osseuses et articulaires	Hypersensibilité à l'un des constituants Traitement concomitant par statines	Troubles digestifs Dyspepsie Ictère Asthénie Peu fréquents : céphalées…
GABAPENTINE (comp. pelliculés et gélules, à avaler entiers, pendant ou en dehors des repas/l'arrêt du traitement doit être progressif)	Neurontin®	(*Antiépileptique*) Épilepsie Douleurs neuropathiques périphériques	Hypersensibilité à l'un des constituants	Infections virales Somnolence Étourdissements Céphalées Troubles digestifs…

DCI	PRINCEPS	INDICATIONS	CONTRE-INDICATIONS	EFFETS INDÉSIRABLES
GALANTAMINE (gélules LP, à avaler entières, le matin, sans les mâcher, de préférence avec un repas)	Girlamen LP® Réminyl®	(*Anticholinestérasique*) Traitement symptomatique de la maladie d'Alzheimer	Hypersensibilité à l'un des constituants IRS/IHS IR + IH	Troubles digestifs Céphalées Somnolence Tremblements Asthénie...
GANCICLOVIR (poudre pour sol. à diluer pour perf. IV/ne pas injecter en bolus, en IM ou en SC)	Cymévan®	(*Antiviral*) Prévention et traitement des infections à CMV chez le sujet immunodéprimé	Hypersensibilité à l'un des constituants ou au valganciclovir Allaitement	Neutropénie Infections à *Candida* Céphalées Troubles digestifs Dermatites...
GANIRÉLIX (sol. inj. en seringue préremplie/voie SC, de préférence dans la cuisse, en variant le site d'injection)	Fyrémadel® Orgalutran®	(*Hormone hypophysaire*) Prévention des pics prématurés de LH dans le cadre des techniques d'AMP	Hypersensibilité à l'un des constituants Pathologie modérée ou sévère des fonctions rénale ou hépatique Grossesse, allaitement...	Réactions au site d'injection, principalement rougeur avec ou sans gonflement Peu fréquents : céphalées, nausées...
GÉFITINIB (comp. pelliculés, à prendre pendant ou en dehors des repas, sans les écraser/ils peuvent être délités dans un verre d'eau)	Iressa®	(*Agent antinéoplasique*) Traitement du CBNPC chez l'adulte	Hypersensibilité à l'un des constituants Allaitement	Troubles digestifs Anorexie Asthénie Éruptions pustuleuses ALAT augmentées Alopécie...

DCI	PRINCEPS	INDICATIONS	CONTRE-INDICATIONS	EFFETS INDÉSIRABLES
GEMCITABINE (sol. à diluer pour perf. IV/ prévoir un suivi biologique avec numération des plaquettes, des leucocytes et des granulocytes)	Gemzar®	(*Agent antinéoplasique*) Traitement du cancer de la vessie, du sein, bronchique, d'adénocarcinome du pancréas…	Hypersensibilité à l'un des constituants Allaitement	Troubles digestifs Élévation des transaminases Hématurie Dyspnée Éruptions cutanées…
GENTAMICINE (sol. inj./voie IM/voie IV en perf. de 30 min, après dilution dans du G5 % ou du NaCl 0,9 %)	Gentamicine Panpharma®	(*Antibiotique/aminoside*) Traitement des infections liées à des germes sensibles Prévention des infections postopératoires	Cirrhoses de grade B et C selon la classification de Child-Pugh Myasthénie Voie SC Association aux aminosides	Altération de la fonction rénale Peu fréquents : dyscrasie, exanthème cutané allergique…
GESTODÈNE + ÉTHINYLESTRADIOL (comp. pelliculés/la prise de ce traitement doit tenir compte des facteurs de risque de TEV)	Carlin® Harmonet® Méliane® Mélodia® Minesse® Minulet® Optinesse® Perléane®	(*Progestatif + estrogène*) Contraceptif hormonal oral	Présence ou ATCD d'accidents thromboemboliques artériels ou veineux Tumeur maligne hormonodépendante…	Nausées Vomissements Acné Rétention hydrique Nervosité Douleurs mammaires…

DCI	PRINCEPS	INDICATIONS	CONTRE-INDICATIONS	EFFETS INDÉSIRABLES
GLIBENCLAMIDE (comp. sécables, à prendre au début des repas/des hypoglycémies peuvent survenir sous sulfonylurées)	Daonil® Hémi-Daonil®	(*Hypoglycémiant/ antidiabétique*) Diabète de type II, en association avec un régime adapté	Diabète de type I IRS/IHS Porphyries Allaitement Association au miconazole...	Hypoglycémies Nausées Diarrhées Éruptions cutanées Prise de poids...
GLICLAZIDE (comp. sécables ou non, à prendre sans les écraser/ des hypoglycémies peuvent survenir après la prise de sulfamides hypoglycémiants)	Diamicron®	(*Hypoglycémiant/ antidiabétique*) Diabète de type II, en association avec un régime adapté	Diabète de type I IRS/IHS Coma diabétique Allaitement Association au miconazole...	Hypoglycémies avec : céphalées, vertiges, nausées, vomissements, agitation, confusion, tremblements...
GLIMÉPIRIDE (comp., à avaler sans les croquer avec un peu de liquide)	Amarel®	(*Hypoglycémiant/ antidiabétique*) Diabète de type II, en association avec un régime adapté	Diabète de type I Coma diabétique Hypersensibilité aux sulfamides et aux sulfonylurées IRS/IHS...	Rarement : hypoglycémies, troubles digestifs, prurit, leucopénie, prise de poids...
GLIPIZIDE (comp. sécables/réservé à l'adulte/le risque d'hypoglycémie existe : certaines peuvent être sévères et prolongées/Ozidia : comp. LP)	Glibénèse® Minidiab® Ozidia®	(*Hypoglycémiant/ antidiabétique*) Diabète de type II, en association avec un régime adapté	Diabète de type I Précoma diabétique IRS/IHS Allaitement Association au miconazole...	Hypoglycémie Nausées Diarrhées Prurit Urticaire Leucopénie...

DCI	PRINCEPS	INDICATIONS	CONTRE-INDICATIONS	EFFETS INDÉSIRABLES
GLUCAGON (poudre et solvant pour sol. inj./injection SC ou IM/le patient doit réagir dans les 10 min)	GlucaGen® GlucaGen Kit®	(*Hormone hyperglycémiante*) Traitement des hypoglycémies sévères chez les patients insulinodépendants	Hypersensibilité à l'un des constituants Phéochromocytome	Nausées Peu fréquents : vomissements Rares : douleurs abdominales
GLYCÉROL + VASELINE + PARAFFINE LIQUIDE (crème/ne pas appliquer sur une lésion infectée ou sous pansement occlusif)	Dexatopia® Dexéryl Care® Exediem®	(*Émollient et protecteur cutané*) Sécheresse cutanée liée à certaines dermatoses (psoriasis...)	Allergie à l'un des constituants	Peu fréquents : eczémas, urticaire, prurit, rash...
GRANISÉTRON (sol. à diluer inj. ou pour perf./existe en comp. à avaler en entier avec de l'eau)	Kytril®	(*Antiémétique*) Prévention et traitement des nausées et vomissements postopératoire...	Hypersensibilité à l'un des constituants	Céphalées Constipation Insomnies Augmentation des transaminases...
HALOPÉRIDOL (comp./existe en sol. buv. et en sol. inj. en ampoule pour voie IM)	Haldol®	(*Antipsychotique*) Traitement de la schizophrénie, des tics (notamment du syndrome de Gilles de La Tourette)...	État comateux Dépression du SNC IC non compensée Maladie de Parkinson Hypokaliémie non corrigée...	Syndrome extrapyramidal Insomnies Agitation Hyperkinésie Céphalées...

DCI	PRINCEPS	INDICATIONS	CONTRE-INDICATIONS	EFFETS INDÉSIRABLES
HÉPARINE CALCIQUE (sol. inj./voie SC stricte, dans la ceinture abdominale, tantôt à droite, tantôt à gauche)	Calciparine®	(*Antithrombotique/ anticoagulant/HNF*) Prévention des accidents thromboemboliques veineux chez le sujet souffrant d'IRS...	ATCD de TIH de type II Maladies hémorragiques constitutionnelles À dose curative : lésion organique susceptible de saigner...	Manifestations hémorragiques Hématomes aux sites d'injection Thrombopénie de type I...
HÉPARINE SODIQUE (sol. inj. par voie IV/ne pas injecter par voie IM/les prescriptions doivent être rédigées en UI)	Héparine Choay®	(*Antithrombotique/ anticoagulant/HNF*) Traitement des thromboses veineuses profondes, de l'IDM, à la phase aiguë...	ATCD de TIH de type II Maladies hémorragiques constitutionnelles Hémorragie intracérébrale...	Manifestations hémorragiques Élévation des transaminases et des gamma-GT Thrombopénie...
HEXAMIDINE (sol. pour application locale/à utiliser pure/aucun rinçage n'est nécessaire/existe en gel)	Hexomédine® Hexomédine transcutanée®	(*Antiseptique local*) Traitement d'appoint des affections de la peau susceptibles de se surinfecter	Antisepsie avant prélèvement, antisepsie chirurgicale Muqueuses Désinfection du matériel médicochirurgical...	Possibles : sensibilisation, sensation de picotements, sécheresse cutanée, démangeaisons...
HEXÉTIDINE (sol. pour bain de bouche/à utiliser pure ou diluer, ne pas avaler/le traitement usuel ne doit pas dépasser 5 jours)	Hextril®	(*Antiseptique local*) Traitement local d'appoint des affections de la cavité buccale et soins postopératoires	Hypersensibilité à l'un des constituants Enfants < 6 ans	Possibles : dysgueusie, toux, dyspnée, nausées...

DCI	PRINCEPS	INDICATIONS	CONTRE-INDICATIONS	EFFETS INDÉSIRABLES
HYDROCHLOROTHIAZIDE (comp. sécables, à prendre pendant ou en dehors des repas)	Ésidrex®	(*Diurétique*) Œdèmes d'origine cardiaque, rénale ou hépatique HTA	Hypersensibilité à l'un des constituants IRS Anurie Allergie au blé	Hypokaliémie Hyperlipidémie Hyperuricémie Hyponatrémie Troubles digestifs…
HYDROCORTISONE (lotion pour les dermatoses du cuir chevelu/crème pour les dermatoses aiguës suintantes/pommade pour les dermatoses chroniques sèches lichénifiées)	Locoid®	(*Dermocorticoïde à activité forte*) Eczéma de contact Dermatite atopique Lichénification Psoriasis…	Infections bactériennes, virales, fongiques primitives et parasitaires Lésions ulcérées Acné et rosacée Dermatite périorale	Si traitement au long cours : atrophie cutanée, télangiectasies, vergetures, purpura ecchymotique…
HYDROCORTISONE (préparation inj. IV ou IM)	Hydrocortisone Biocodex®/ Panpharma®/ Upjohn®	(*Glucocorticoïde*) Insuffisance surrénale aiguë/transitoire du nouveau-né Syndrome de Debré-Fibiger	Hypersensibilité à l'un des constituants	Si traitement au long cours : désordres hydroélectrolytiques, affections endocriniennes…
HYDROXYCARBAMIDE (gélules/possibilité de verser le contenu dans un verre d'eau/une prise quotidienne quelle que soit l'indication)	Hydréa®	(*Antinéoplasique*) Leucémies myéloïdes chroniques persistantes Polyglobulie primitive Thrombocytémie essentielle	Hypersensibilité à l'un des constituants Vaccin antiamaril Grossesse Allaitement	Troubles digestifs Dépression médullaire Pyrexie Anorexie Alopécie Dysurie…

DCI	PRINCEPS	INDICATIONS	CONTRE-INDICATIONS	EFFETS INDÉSIRABLES
HYDROXYZINE (comp. pelliculés sécables/ existe en sol. inj. et en sirop)	Atarax®	(*Anxiolytique*) Anxiété mineure Prémédication à l'anesthésie générale Traitement symptomatique de l'urticaire...	Risque de glaucome par fermeture d'angle/de rétention urinaire Porphyrie Allongement acquis ou congénital de l'intervalle QT...	Somnolences possibles : céphalées, fatigue, confusion, xérostomie, nausées...
IBANDRONATE (comp. pelliculés, à prendre à jeun le matin, sans les mâcher, en position assise ou debout/ ne pas s'allonger dans l'heure qui suit/existe en sol. inj.)	Bondronat® Bonviva®	(*Inhibiteur de la résorption osseuse/ bisphosphonate*) Traitement de l'ostéoporose postménopausique	Incapacité à rester en position assise pendant 60 min Ralentissement du transit œsophagien Hypocalcémie	Arthralgies Symptômes pseudogrippaux Céphalées Nausées Diarrhées...
IBUPROFÈNE (comp. pelliculés, à avaler sans les croquer au cours d'un repas/existe en susp. buv.)	Advil® AdvilMed® Antarène® Brufen® Crifène® Ibupradoll® Nuréflex® Nurofen® NurofenFlash® NurofenPro® Spédifen® Upfen®	(*AINS*) Traitement symptomatique des affections douloureuses d'intensité légère à modérée et/ou des états fébriles...	ATCD d'asthme ou d'hémorragies déclenchés par les AINS Ulcère peptique évolutif IRS, IHS, ICS Grossesse > 5 mois...	Troubles digestifs Ulcérations digestives Hémorragies occultes ou non Possibles événements thrombotiques artérielles à doses élevées...

DCI	PRINCEPS	INDICATIONS	CONTRE-INDICATIONS	EFFETS INDÉSIRABLES
IBUPROFÈNE (gel/une application 3 fois par jour/ne pas appliquer sur les yeux ou les muqueuses/traitement limité à 5 jours)	AdvilGel® AdvilMed® Antarène® Cliptol®	(*AINS*) Traitement local de courte durée des traumatismes bénins (entorses, contusions), chez l'adulte et l'enfant > 15 ans	ATCD d'allergie ou d'asthme liés aux AINS, à l'aspirine À partir du 6e mois de grossesse Peau lésée : eczéma, lésion infectée...	Possibles réactions cutanées locales d'hypersensibilité de type prurit ou érythème localisé...
IDARUBICINE (sol. pour perf. en IV stricte : risque de nécrose des tissus environnants/existe en gélules à avaler <u>entières</u>)	Zavedos®	(*Agent antinéoplasique*) Leucémies aiguës myéloblastiques Leucémies aiguës lymphoblastiques en rechute...	IRS, IHS, ICS Myélosuppression persistante Infections non contrôlées Vaccins vivants atténués Allaitement...	Leucopénie Alopécie Troubles digestifs Céphalées Coloration rouge des urines...
IDARUCIZUMAB (sol. inj. en bolus ou perf. IV)	Praxbind®	(*Anticorps monoclonal*) Agent de réversion rapide des effets anticoagulants du dabigatran	Aucune	Aucun effet indésirable identifié
ILOPROST (sol. à diluer pour perf. IV/il est recommandé d'utiliser une pompe ou une seringue automatique/éviter le contact avec la peau)	Ilomédine®	(*Antiagrégant plaquettaire/dilatateur des artérioles et veinules*) Ischémie chronique sévère des MI avec risque d'amputation...	Grossesse, allaitement Troubles coronariens sévères ou angor instable IDM < 6 mois IC aiguë ou chronique Œdème pulmonaire...	Céphalées Bouffées vasomotrices Troubles digestifs Vertiges Hyperhidrose Douleur de la mâchoire Hypotension...

DCI	PRINCEPS	INDICATIONS	CONTRE-INDICATIONS	EFFETS INDÉSIRABLES
IMATINIB (comp. pelliculés sécables, à avaler de préférence au cours d'un repas/il est possible de les déliter dans un verre d'eau)	Glivec®	(*Agent antinéoplasique*) Leucémie myéloïde chronique Leucémie aiguë lymphoïde...	Hypersensibilité à l'un des constituants	Neutropénie, anémie, thrombopénie Troubles digestifs Céphalées Myalgies...
IMIPÉNEM + CILASTATINE (poudre pour sol. pour perf./ en cas de nausées, la vitesse de perf. peut être réduite)	Tiénam®	(*Antibiotique/ carbapénème*) Infections intra-abdominales compliquées...	Hypersensibilité à l'un des constituants, aux carbapénèmes ou aux bêtalactamines	Troubles digestifs Pyrexie Éruptions cutanées Hypotension Convulsions...
INDAPAMIDE (comp. pelliculés LP, à avaler sans les croquer/une prise quotidienne, de préférence le matin)	Fludex®	(*Antihypertenseur*) Hypertension artérielle essentielle chez l'adulte	IRS/IHS Hypokaliémie Encéphalopathie hépatique	Éruptions maculopapuleuses Peu fréquents : vomissements, purpura...
IOPAMIDOL (sol. inj. par voie IM)	Iopamiron®	(*Produit de contraste*) Usage diagnostique uniquement Opacification du corps entier...	Thyréotoxicose manifeste Hystérosalpingographie en cas de grossesse	Céphalées Nausées Sensations de chaleur Peu fréquents : vertiges...

DCI	PRINCEPS	INDICATIONS	CONTRE-INDICATIONS	EFFETS INDÉSIRABLES
IPRATROPIUM (sol. pour inhalation par nébuliseur/diluer avec du sérum physiologique jusqu'à obtenir un volume total de 5 mL)	Atrovent®	(*Bronchodilatateur*) Traitement symptomatique des asthmes aigus graves et des poussées aiguës des BPCO	Hypersensibilité à l'un des constituants, à l'atropine ou à ses dérivés	Céphalées Irritation de la gorge Toux Xérostomie Vertiges Troubles digestifs...
IRBÉSARTAN (comp. pelliculés/1 prise par jour, pendant ou en dehors des repas)	Aprovel®	(*Antihypertenseur/ ARA II*) Hypertension artérielle essentielle/atteinte rénale chez les patients adultes hypertendus diabétiques de type II	2e et 3e trimestres de la grossesse Association aux médicaments contenant de l'aliskiren chez les patients diabétiques ou en cas d'IR	Sensation de vertige Nausées Vomissements Hyperkaliémie Hypotension orthostatique Fatigue...
IRBÉSARTAN + HYDROCHLOROTHIAZIDE (comp. pelliculés/1 prise par jour, pendant ou en dehors des repas)	CoAprovel®	(*Antihypertenseur/ARA II + diurétique thiazidique*) Hypertension artérielle essentielle	IRS/IHS Cirrhose biliaire Hypokaliémie réfractaire Hypercalcémie 2e et 3e trimestres de la grossesse...	Vertiges Fatigue Nausées/vomissements Mictions anormales Créatininémie augmentée...
IRINOTÉCAN (sol. à diluer pour perf./voie veineuse périphérique ou centrale)	Campto®	(*Agent antinéoplasique*) Cancers colorectaux avancés	MICI Occlusion intestinale Insuffisance médullaire sévère Vaccins vivants atténués Allaitement...	Troubles digestifs Neutropénie Anémie Pyrexie Alopécie Asthénie...

DCI	PRINCEPS	INDICATIONS	CONTRE-INDICATIONS	EFFETS INDÉSIRABLES
ISOFLURANE (liquide pour inhalation par vapeur)	Aérrane® Forène®	(*Anesthésique général par inhalation*) Anesthésique général par inhalation utilisable en induction et entretien	Prédisposition génétique à l'hyperthermie maligne Atteinte hépatique, ictère, fièvre inexpliquée après exposition à un anesthésique halogéné…	Possible : dépression respiratoire, hypotension, arythmies, nausées, vomissements au réveil…
ISOSORBIDE (sol. inj. IV et intracoronaire/ existe en comp. sécables : ces derniers ne doivent pas être croqués)	Risordan®	(*Vasodilatateur*) Insuffisance ventriculaire gauche OAP cardiogénique Angor instable…	Hypersensibilité aux dérivés nitrés Association au sildénafil, au tadalafil ou au vardénafil	Céphalées Hypotension Nausées Vomissements Érythème, prurit…
ISOSORBIDE (sol. sublinguale en flacon pulvérisateur/en cas de crise : 1 pulvérisation sous la langue, à renouveler si besoin 1 ou 2 fois avec 2 à 3 min d'intervalle)	Isocard®	(*Vasodilatateur*) Traitement curatif de la crise d'angor Traitement préventif à très court terme de la crise d'angor	Hypersensibilité aux dérivés nitrés Association au sildénafil État de choc Hypotension sévère	Céphalées Hypotension artérielle ou orthostatique Bouffées de chaleur Nausées, vomissements Érythème
ISOTRÉTINOÏNE (gel/appliquer 1 à 2 fois par jour après la toilette, pendant 3 mois en moyenne)	Roaccutane®	(*Agent antiacnéique*) Acné polymorphe juvénile ou à prédominance rétentionnelle	Allergie à l'un des constituants Grossesse ou femme planifiant une grossesse	Phénomènes irritatifs de type érythème sec

DCI	PRINCEPS	INDICATIONS	CONTRE-INDICATIONS	EFFETS INDÉSIRABLES
ISOTRÉTINOÏNE (capsule molle, à avaler au cours d'un repas, en 1 ou 2 prises par jour)	Acnétrait® Contracné® Curacné® Procuta®	(*Agent antiacnéique*) Acnés sévères, résistantes à des cures appropriées de traitement classique	Grossesse/allaitement IH Hyperlipidémie Hypervitaminose A Association aux tétracyclines...	Sécheresse des muqueuses Sécheresse cutanée Prurit Thrombopénie Douleurs dorsales...
ITRACONAZOLE (gélules, à prendre immédiatement après un repas, sans les ouvrir)	Sporanox®	(*Antimycosique*) Mycoses superficielles, systémiques ou viscérales	IC congestive et grossesse pour des infections ne mettant pas en jeu le pronostic vital Association au dabigatran...	Céphalées Douleurs abdominales Nausées Peu fréquents : vertiges, diarrhées, vomissements...
ITRACONAZOLE (sol. buv., à prendre en dehors des repas/laisser la sol. dans la bouche pendant environ 20 s, ne pas rincer)	Sporanox® Solution buvable	(*Antimycosique*) Traitement des candidoses orales et/ou œsophagiennes chez les patients infectés par le VIH	IC congestive et grossesse pour des infections ne mettant pas en jeu le pronostic vital Association au dabigatran...	Céphalées Sensation vertigineuse Troubles digestifs Toux Rash Pyrexie...
IVABRADINE (comp. pelliculés, à prendre en 2 prises quotidiennes, le matin et le soir, au cours des repas)	Procoralan®	(*Agent bradycardisant*) Traitement symptomatique de l'angor stable chronique et de l'IC chroniques	Choc cardiogénique Infarctus aigu du myocarde Hypotension sévère IC instable ou aiguë IHS...	Phosphènes Céphalées Bradycardie Fibrillation auriculaire Pression artérielle non contrôlée...

DCI	PRINCEPS	INDICATIONS	CONTRE-INDICATIONS	EFFETS INDÉSIRABLES
IVERMECTINE (comp./une dose unique administrée à jeun avec de l'eau/les comp. peuvent être écrasés)	Bibovel® Stromectol® Vona®	(*Antihelmintique*) Traitement de la strongyloïdose gastrointestinale, de la microfilarémie, de la gale sarcoptique	Hypersensibilité à l'un des constituants	Liés à la densité parasitaire, ils sont légers et transitoires : troubles digestifs, somnolence, vertiges, céphalées, asthénie...
KÉTAMINE (sol. inj. IM et IV/veiller à la vacuité gastrique plusieurs heures avant l'intervention)	Kétamine Panpharma®/ Renaudin®	(*Anesthésique général*) La kétamine permet l'induction et entretien de l'anesthésie générale, seul ou en association	Hypersensibilité à l'un des constituants HTA ATCD d'AVC ICS	Hallucination Nystagmus Nausées Vomissements Hypersialorrhée...
KÉTOCONAZOLE (gel/faire mousser le contenu du tube sur tout le corps au moins 5 min puis rincer soigneusement/éviter le contact avec les yeux)	Kétoderm®	(*Antifongique*) Traitement de la dermite séborrhéique de l'adulte et de l'adolescent	Hypersensibilité à l'un des constituants	Peu fréquents : irritations, sensation de brûlure, sécheresse cutanée, prurit, alopécie, folliculite...
KÉTOCONAZOLE (crème/1 à 2 applications par jour)	Kétoderm®	(*Antifongique*) Traitement topique des infections de la peau à dermatophytes, des candidoses cutanées et du *Pityriasis versicolor* chez l'adulte	Hypersensibilité à l'un des constituants	Sensation de brûlure Érythème au site d'application Prurit Peu fréquents : eczéma, éruptions bulleuses...

DCI	PRINCEPS	INDICATIONS	CONTRE-INDICATIONS	EFFETS INDÉSIRABLES
KÉTOPROFÈNE (comp. sécables LP et gélules, à avaler tels quels, pendant un repas/existe en suppositoire)	Bi Profénid LP® Kétum® (... LP®) Profémigr® Profénid® (... LP®)	(*AINS*) Rhumatismes inflammatoires chroniques Arthroses douloureuses...	Hypersensibilité à l'un des constituants ou aux autres AINS Ulcère peptique évolutif IRS, IHS, ICS Grossesse ≥ 6 mois...	Nausées Vomissements Douleurs gastriques et abdominales Dyspepsie...
KÉTOPROFÈNE (gel pour application locale/se laver soigneusement les mains après utilisation)	Kétum Gel®	(*AINS en topique*) Entorses Contusions Tendinites superficielles Lombalgies aiguës...	ATCD de photosensibilité Peau lésée Grossesse ≥ 6 mois Allergie au kétoprofène aux AINS, au fénofibrate...	Peu fréquents : érythèmes, prurit, eczéma, sensation de brûlures Rares : photosensibilité...
KÉTOPROFÈNE (sol. à diluer pour perf. IVL : environ 20 min/existe en sol. inj. IM)	Profénid®	(*AINS*) Traitement de la douleur postopératoire et des crises de coliques néphrétiques	Hypersensibilité à l'un des constituants ou aux autres AINS Ulcère peptique évolutif IRS, IHS, ICS Grossesse ≥ 6 mois...	Nausées Vomissements Douleurs gastriques et abdominales Dyspepsie...
KÉTOTIFÈNE (collyre en sol./1 goutte dans le cul-de-sac conjonctival, 2 fois par jour/ne pas toucher l'œil avec l'embout du flacon)	Monokéto® Oftallen® Zalerg® Zalergonium®	(*Collyre antihistaminique*) Traitement symptomatique de la conjonctivite allergique saisonnière	Hypersensibilité à l'un des constituants	Irritation oculaire Douleur oculaire Kératite ponctuée Érosion ponctuée de l'épithélium cornéen...

KÉT – LAC

DCI	PRINCEPS	INDICATIONS	CONTRE-INDICATIONS	EFFETS INDÉSIRABLES
KÉTOTIFÈNE (comp. pelliculés LP, à prendre entier, de préférence le soir au milieu du repas/existe en sol. buv. et en gélules)	Zaditen® (… LP®)	(*Antihistaminique*) Traitement symptomatique de la rhinoconjonctivite allergique	Association avec des antidiabétiques oraux ATCD d'épilepsie ou de convulsion Allaitement	Agitation Irritabilité Insomnie Nervosité Peu fréquents : xérostomie, cystite…
LACIDIPINE (comp. pelliculés, à prendre de préférence le matin, à la même heure)	Lacidipine Biogaran®/ Rivopharm®	(*Antihypertenseur*) Traitement de l'hypertension artérielle essentielle	Rétrécissement aortique Choc cardiogénique Angor instable IDM < 1 mois Insuffisance ventriculaire gauche sévère	Céphalées Vertiges Tachycardie Nausées Bouffées vasomotrices Éruptions cutanées…
LACOSAMIDE (comp. pelliculés sécables ou non, à prendre pendant ou en dehors des repas/existe en sirop et en sol. pour perf.)	Vimpat®	(*Antiépileptique*) Traitement des crises d'épilepsies partielles avec ou sans généralisation secondaire	Hypersensibilité à l'un des constituants BAV connu du 2e ou 3e degré	Céphalée Troubles digestifs Diplopie Sensations vertigineuses Confusion Asthénie…
LACTULOSE (sol. buv. en sachet/à prendre pure ou diluée dans une boisson)	Duphalac®	(*Laxatif osmotique*) Traitement symptomatique de la constipation Encéphalopathie hépatique	Syndrome occlusif ou subocclusif, syndromes douloureux abdominaux de cause indéterminée Maladie inflammatoire active de l'intestin…	Troubles digestifs Douleurs abdominales Flatulences Peu fréquent : déséquilibre électrolytique…

DCI	PRINCEPS	INDICATIONS	CONTRE-INDICATIONS	EFFETS INDÉSIRABLES
LAMIVUDINE (comp. pelliculés, à prendre pendant ou en dehors des repas/peuvent être écrasés mais le traitement existe en sol. buv.)	Épivir® Zeffix®	(*Antirétroviral*) Traitement de l'infection par le VIH	Hypersensibilité à l'un des constituants	Céphalées Insomnies Toux Troubles digestifs Alopécie Éruptions cutanées…
LAMIVUDINE + ZIDOVUDINE (comp. pelliculés sécables à prendre pendant ou en dehors des repas/peuvent être écrasés)	Combivir®	(*Association d'antirétroviraux*) Traitement de l'infection par le VIH	Hypersensibilité à l'un des constituants Neutrophiles $< 0{,}75 \times 10^9$/L Hémoglobine < 7,5 g/dL	*Idem* lamivudine + : – anémie – neutropénie – leucopénie – myalgies…
LAMOTRIGINE (comp. dispersibles, à avaler entier ou croqués, ou encore dissous dans un petit volume d'eau)	Lamictal®	(*Antiépileptique*) Épilepsies Prévention des épisodes dépressifs dans le trouble bipolaire	Hypersensibilité à l'un des constituants	Céphalées Éruptions cutanées Irritabilité Insomnies Troubles digestifs Arthralgie…
LANSOPRAZOLE (gélules gastrorésistantes, à prendre 30 min au moins avant un repas, elles peuvent être ouvertes/existe en comp. orodispersibles)	Lanzor® Ogast® Ogastoro®	(*Inhibiteur de la pompe à proton*) UGD Traitement et prévention de l'œsophagite par reflux…	Hypersensibilité à l'un des constituants	Céphalées Troubles digestifs Urticaire Rash Xérostomie Fatigue…

DCI	PRINCEPS	INDICATIONS	CONTRE-INDICATIONS	EFFETS INDÉSIRABLES
LATANOPROST (collyre en sol./1 goutte dans l'œil 1 fois par jour de préférence le soir/l'instillation d'un autre collyre doit être espacée de 5 min)	Monoprost® Xalatan®	(*Antiglaucomateux*) Réduction de la PIO élevée	Hypersensibilité à l'un des constituants	Hyperpigmentation de l'iris Hyperhémie conjonctivale Irritations oculaires Douleurs oculaires...
LATANOPROST + TIMOLOL (collyre en sol./1 goutte dans l'œil 1 fois par jour/fermer les paupières pendant 2 min réduit les EI systémiques)	Xalacom®	(*Antiglaucomateux*) Réduction de la PIO chez les patients atteints de glaucome à angle ouvert...	Maladie du sinus coronarien IC confirmée Choc cardiogénique Asthme sévère BPCO sévère...	Hyperpigmentation de l'iris Douleurs oculaires Irritations oculaires : picotements, sensation de brûlure...
LÉFLUNOMIDE (comp. pelliculés, à avaler entiers, pendant ou en dehors des repas)	Arava®	(*Immunosuppresseur sélectif*) Polyarthrite rhumatoïde active et rhumatisme psoriasis actif de l'adulte	IH, IR modérée à sévère Immunodéficience grave Grossesse, allaitement Dysfonction médullaire importante Infections graves...	Leucopénie Céphalées Troubles digestifs Prurit Eczéma Asthénie...
LÉNALIDOMIDE (gélules, à pendre pendant les repas, à la même heure, sans les ouvrir ou les écraser)	Revlimid®	(*Agent antinéoplasique*) Myélome multiple Syndrome myélodysplasique Lymphome à cellules du manteau	Hypersensibilité à l'un des constituants Grossesse	Neutropénie Bronchite, rhinopharyngite Diarrhées Spasmes musculaires Leucopénie...

DCI	PRINCEPS	INDICATIONS	CONTRE-INDICATIONS	EFFETS INDÉSIRABLES
LERCANIDIPINE (comp. pelliculés sécables/1 prise par jour, de préférence le matin, au moins 15 min avant le petit déjeuner)	Lercan® Zanidip®	(*Antihypertenseur*) Hypertension artérielle chez l'adulte	IC congestive non traitée Angor instable IDM < 1 mois IRS, IHS Obstacle à l'éjection du ventricule gauche...	Œdème périphérique Céphalées Bouffées vasomotrices Tachycardie Palpitations...
LÉTROZOLE (comp. pelliculés, à prendre pendant ou en dehors des repas)	Fémara®	(*Agent antinéoplasique*) Traitement de 1re intention ou adjuvant du cancer du sein	Hypersensibilité à l'un des constituants Préménopause Grossesse Allaitement	Bouffées de chaleur Arthralgies Hypercholestérolémie Asthénie Hyperhidrose...
LÉVÉTIRACÉTAM (comp. pelliculés, à prendre pendant ou en dehors des repas/existe en sol. buv. et en sol. à diluer pour perf.)	Keppra®	(*Antiépileptique*) Crises d'épilepsie partielles, myocloniques, généralisées tonicocloniques	Hypersensibilité à l'un des constituants ou aux dérivés de la pyrrolidone	Rhinopharyngite Somnolences Céphalées Fatigue Sensations vertigineuses...
LÉVOBUPIVACAÏNE (sol. inj., pour perf./indiquée pour l'utilisation péridurale, intrathécale, périneurale et pour l'infiltration)	Chirocaïne®	(*Anesthésique local*) Anesthésie chirurgicale Traitement de la douleur postopératoire, de l'accouchement	Bloc paracervical en obstétrique Hypotension sévère Anesthésie locorégionale IV...	Hypotension Nausées, vomissements Anémie Étourdissements Céphalées...

DCI	PRINCEPS	INDICATIONS	CONTRE-INDICATIONS	EFFETS INDÉSIRABLES
LÉVOCÉTIRIZINE (comp. pelliculés, à avaler entiers, pendant ou en dehors des repas/la posologie habituelle est d'1 comp. par jour)	Xyzall®	(*Antihistaminique*) Traitement symptomatique de la rhinite allergique et de l'urticaire chez l'adulte et l'enfant > 6 ans	Hypersensibilité à l'un des constituants, à la cétirizine, à l'hydroxyzine, aux dérivés de la pipérazine IRS	Céphalées Somnolences Xérostomie Fatigue Peu fréquents : asthénie...
LÉVODOPA + BENSÉRAZIDE (gélules, à avaler entières, 1/2 h avant ou 1 h après un repas/existe en comp. dispersibles)	Modopar® (... LP®)	(*Antiparkinsonien*) Maladie de Parkinson et syndromes parkinsoniens d'origine neurodégénérative	Décompensation endocrinienne, rénale ou hépatique Affections cardiaques Glaucome à angle fermé Grossesse, allaitement...	Possibles : fluctuation de la réponse thérapeutique (*freezing*), détérioration de fin de dose, effet *on-off*...
LÉVODOPA + CARBIDOPA (comp. sécables ou LP, à prendre au début des repas, sans les écraser)	Sinemet® (... LP®)	(*Antiparkinsonien*) Maladie de Parkinson et syndromes parkinsoniens d'origine neurodégénérative	Psychose grave, confusion mentale Accidents cardiaques récents Glaucome à angle fermé...	Troubles digestifs durant la période d'ajustement posologique Xérostomie Dystonies Somnolence...

DCI	PRINCEPS	INDICATIONS	CONTRE-INDICATIONS	EFFETS INDÉSIRABLES
LÉVODOPA + CARBIDOPA + ENTACAPONE (comp. pelliculés, à prendre pendant ou en dehors des repas, sans les croquer)	Corbilta® Stalévo®	(*Antiparkinsonien*) Traitement des patients adultes atteints de la maladie de Parkinson et de fluctuations motrices de fin de dose	IHS Glaucome à angle fermé ATCD de syndrome malin des neuroleptiques Phéochromocytome Association aux IMAO…	Troubles digestifs Xérostomie Dyskinésies Douleurs musculosquelettiques Chromaturie…
LÉVOFLOXACINE (comp. pelliculés sécables à prendre pendant ou en dehors des repas, sans les croquer/existe en sol. pour perf.)	Tavanic®	(*Antibiotique/ fluoroquinolone*) Traitement de certaines infections bactériennes à germes sensibles	Épilepsie ATCD de tendinopathies avec une fluoroquinolone Grossesse, allaitement Enfants et adolescents Allergie aux quinolones	Troubles digestifs Céphalées Sensations vertigineuses Insomnies Élévation des enzymes hépatiques…
LÉVONORGESTREL (comp., à prendre idéalement dans les 12 h qui suivent le rapport non protégé, 72 h après au plus tard)	Lévosolo® Norlévo®	(*Contraceptif d'urgence*) Contraception d'urgence à prendre après un rapport sexuel non protégé	Hypersensibilité à l'un des constituants	Troubles digestifs Céphalées Vertiges Fatigue Métrorragies…

DCI	PRINCEPS	INDICATIONS	CONTRE-INDICATIONS	EFFETS INDÉSIRABLES
LÉVONORGESTREL + ÉTHINYLESTRADIOL (comp. pelliculés à prendre dans l'ordre indiqué sur la plaquette, au même moment de la journée)	Adépal® Asterluna® Daily® Évanécia® Leeloo® Lolistrel® Lovavulo® Ludéal® Milevoni® Minidril® Optidril® Optilova® Pacilia® Seasonique® Trinordiol®	(*Contraceptif oral/ progestatif et estrogène*) Contraception hormonale orale	ATCD d'accidents thromboemboliques veineux ou artériels ATCD d'AVC ou de prodromes (AIT) Tumeur hépatique IHS…	Nausées Vomissements Douleurs abdominales Modification de l'humeur Nervosité Étourdissements Acné…
LÉVOTHYROXINE (comp. sécables ou non, capsules molles et sol. buv. à prendre le matin, à jeun, sans les écraser)	L-Thyroxin Henning® Lévothyrox® Tcaps® Thevier® Thyrofix® Tsoludose®	(*Hormone thyroïdienne*) Hypothyroïdies Circonstances où il est nécessaire de freiner la TSH	Hypersensibilité à l'un des constituants Hyperthyroïdie Enfant ne pouvant ingérer des comp.	Aggravation de toute cardiopathie Signes d'hyperthyroïdie : troubles digestifs, sueurs, tachycardie, insomnie, céphalées…

DCI	PRINCEPS	INDICATIONS	CONTRE-INDICATIONS	EFFETS INDÉSIRABLES
LIDOCAÏNE (sol. inj./ne pas administrer par voie IV si la concentration est supérieure à 5 mg/mL)	Xylocaïne®	(*Anesthésique local*) Anesthésie régionale chez l'adulte et l'enfant de plus d'1 an	Hypersensibilité aux anesthésiques locaux à liaison amide Porphyries récurrentes Enfant < 5 ans	Hypotension Bradycardie Rares : dépression myocardique, arrêt cardiaque…
LIDOCAÏNE + ADRÉNALINE (sol. inj.)	Xylocaïne Adrénaline®	(*Anesthésique local*) Anesthésie régionale chez l'adulte	Voie IV Porphyries récurrentes Cardiomyopathie obstructive HTA sévère Hyperthyroïdie…	Bradycardie Hypotension Paresthésies linguales et labiales Acouphènes Urticaire…
LIDOCAÏNE + PRILOCAÏNE (crème et pansement adhésif cutané/pour préparer une insertion d'aiguille, laisser agir 1 h)	Anesderm® Emla® Emlapatch®	(*Anesthésie locale*) Préparation de la peau avant : insertion d'aiguille, chirurgies superficielles…	Hypersensibilité à l'un des constituants et aux anesthésiques locaux de type amide	Érythème local, chaleur ou pâleur, œdème Sensation de brûlure Prurit Peu fréquents : fourmillements…
LINÉZOLIDE (comp. pelliculés, à prendre entiers pendant ou en dehors des repas/existe en granulés pour susp. buv. et en sol. pour perf.)	Zyvoxid®	(*Antibiotique/ oxazolidinone*) Antibiothérapie dans le cadre d'une infection à bactéries Gram positif sensibles	HTA non contrôlée Hyperthyroïdie Phéochromocytome Dépression bipolaire Schizophrénie dysthymique…	Troubles digestifs Céphalées Altération du goût Candidoses Élévation des enzymes hépatiques…

DCI	PRINCEPS	INDICATIONS	CONTRE-INDICATIONS	EFFETS INDÉSIRABLES
LISINOPRIL (comp. sécables, à prendre 1 fois par jour à la même heure, pendant ou en dehors des repas)	Zestril®	(*Antihypertenseur/IEC*) HTA IC IDM en phase aiguë Complications rénales du diabète	Hypersensibilité aux IEC Angio-œdème héréditaire ou idiopathique ou associé aux IEC 2ᵉ et 3ᵉ trimestre de la grossesse	Céphalées Étourdissements Diarrhées Vomissements Dysfonction rénale Hypotension...
LISINOPRIL + HYDROCHLOROTHIAZIDE (comp. sécables à prendre 1 fois par jour à la même heure)	Zestorétic®	(*Antihypertenseur/IEC + diurétique*) Traitement de l'HTA en cas d'échec d'une monothérapie par IEC	Hypersensibilité aux IEC Angio-œdème héréditaire ou idiopathique ou associé aux IEC 2ᵉ et 3ᵉ trimestres de la grossesse...	Céphalées Hypotension Nausées Diarrhées Palpitations Toux...
LITHIUM (comp. sécables, à prendre pendant les repas/existe en comp. LP, à prendre sans les croquer)	Téralithe®	(*Thymorégulateur*) Traitement curatif des états d'excitation maniaque ou hypomaniaque...	Allaitement IR si contrôle de la créatinine impossible IC Syndrome de Brugada Maladie d'Addison...	Troubles digestifs Arythmies cardiaques Hyperleucocytose Irritations oculaires Tremblements Vertiges...

DCI	PRINCEPS	INDICATIONS	CONTRE-INDICATIONS	EFFETS INDÉSIRABLES
LOPÉRAMIDE (gélules et comp. pelliculés/ existe en lyophilisat oral à placer sous la langue/ informer le patient sur la nécessité de se réhydrater)	Diarétyl® Diastrolib® Imodium® Imodiumcaps® Imodium Lingual® Imodium Liquicaps®	(*Antidiarrhéique*) Traitement symptomatique des diarrhées aiguës ou chroniques…	Poussées aiguës de rectocolite hémorragique Iléus, mégacôlon, colectasie Dysenterie aiguë fébrile Enfants < 8 ans…	Constipation Flatulences Céphalées Nausées Sensations vertigineuses…
LOPINAVIR + RITONAVIR (comp. pelliculés, à prendre pendant ou en dehors des repas, sans les couper ni les mâcher/existe en sol. buv.)	Kaletra®	(2 *antirétroviraux*) Association d'antirétroviraux utilisée dans l'infection par le VIH	Hypersensibilité à l'un des constituants IHS Association à l'alfuzosine, pimozide…	Troubles digestifs Hypercholestérolémie Hypertriglycéridémie Leucopénie Céphalées…
LOPRAZOLAM (comp. sécables, à prendre 1 fois par jour, au moment du coucher/le traitement doit être aussi bref que possible)	Havlane®	(*Hypnotique et sédatif/ benzodiazépine*) Insomnie occasionnelle Insomnie transitoire	Insuffisance respiratoire sévère IHS, aiguë ou chronique Apnée du sommeil Enfant < 6 ans (forme galénique) Myasthénie	Céphalées Nausées Sensations ébrieuses Somnolences Hypotonie Ataxie Risque de chute…

DCI	PRINCEPS	INDICATIONS	CONTRE-INDICATIONS	EFFETS INDÉSIRABLES
LORATADINE (comp./la posologie habituelle est d'1 comp. par jour, pendant ou en dehors des repas)	Clarityne® DoliAllergie® Loratadine Humex Allergie Loratadine®	(*Antihistaminique*) Traitement symptomatique de la rhinite allergique et de l'urticaire chronique idiopathique	Hypersensibilité à l'un des constituants	Céphalées Insomnies Somnolence Augmentation de l'appétit Rarement : céphalées, nausées…
LORAZÉPAM (comp. pelliculés sécables/la durée du traitement doit être aussi brève que possible/non recommandé chez l'enfant)	Témesta®	(*Anxiolytique/ benzodiazépine*) Manifestations anxieuses sévères/invalidantes *Delirium tremens* et autres signes du sevrage alcoolique	Insuffisance respiratoire sévère Syndrome d'apnée du sommeil Myasthénie, IHS aiguë ou chronique	Somnolences, baisse de la vigilance Hypotonie Ataxie État confusionnel Asthénie…
LORMÉTAZÉPAM (comp. sécables, à prendre au moment du coucher/la dose de 2 mg par jour ne doit pas être dépassée)	Noctamide®	(*Hypnotique et sédatif/ benzodiazépine*) Insomnie occasionnelle Insomnie transitoire	Insuffisance respiratoire sévère Apnée du sommeil Myasthénie IHS, aiguë ou chronique	Céphalées Sédation Anxiété Nausées, vomissements Diplopie…
LOSARTAN (comp. pelliculés sécables, à prendre pendant ou en dehors des repas/non adapté à l'enfant <6 ans)	Cozaar®	(*Antihypertenseur/ ARA II*) HTA essentielle IC chronique lorsque le traitement par IEC est inadapté…	Hypersensibilité à l'un des constituants IHS 2e et 3e trimestres de la grossesse…	Étourdissements Hypotension Vertiges Asthénie Hyperkaliémie Anémie…

DCI	PRINCEPS	INDICATIONS	CONTRE-INDICATIONS	EFFETS INDÉSIRABLES
LOSARTAN + HYDROCHLOROTHIAZIDE (comp. pelliculés, à prendre entiers, pendant ou en dehors des repas)	Fortzaar® Hyzaar®	(*Antihypertenseur/ARA II + diurétique*) HTA essentielle lorsqu'une monothérapie est insuffisante	IRS, IHS Anurie Hyperuricémie symptomatique/goutte 2e et 3e trimestres de la grossesse...	Étourdissements Asthénie Nausées Diarrhées Céphalées Hyperkaliémie...
LYMÉCYCLINE (gélules, à prendre de préférence en dehors des repas, avec une quantité suffisante d'eau pour éviter une ulcération œsophagienne)	Tétralysal®	(*Antibiotique/ tétracycline*) Traitement des infections bactériennes par germes sensibles : infection pulmonaire, choléra...	Enfants < 8 ans (risque de coloration permanente des dents) Association aux rétinoïdes par voie générale...	Céphalées Nausées Diarrhées Risque d'HTIC (signes : céphalées, troubles visuels...)
MACROGOL 3350 (poudre pour sol. buv./ réservée à l'adulte)	Transipeg® Microlax® Macrogol	(*Laxatif osmotique*) Traitement symptomatique de la constipation chez l'adulte	Colopathies inflammatoires sévères Syndrome occlusif ou subocclusif Sténoses symptomatiques...	Possibles : – diarrhées (surdosage) – douleurs abdominales – ballonnements Rarement : urticaire, prurit...
MACROGOL 3350 + BICARBONATE DE SODIUM + CHLORURE DE POTASSIUM + CHLORURE DE SODIUM	Movicol®	(*Laxatif osmotique*) Traitement symptomatique de la constipation et de l'impaction fécale chez l'adulte	MICI/mégacôlon toxique Perforation digestive Iléus/syndrome occlusif Syndromes douloureux abdominaux de cause indéterminée	Fréquence indéterminée : troubles digestifs, ballonnements, céphalées, œdèmes périphériques...

MAC – MÉB

DCI	PRINCEPS	INDICATIONS	CONTRE-INDICATIONS	EFFETS INDÉSIRABLES
MACROGOL 4000 (poudre pour sol. buv., à prendre de préférence en une seule prise le matin)	Forlax® Forlaxlib®	(*Laxatif osmotique*) Traitement symptomatique de la constipation chez l'adulte et l'enfant à partir de 8 ans	MICI/mégacôlon toxique Perforation digestive Iléus/syndrome occlusif Syndromes douloureux abdominaux de cause indéterminée	Diarrhées Nausées Douleurs abdominales Distension abdominale Peu fréquents : défécation impérieuse...
MAGNÉSIUM + PYRIDOXINE (comp. pelliculés, à avaler tels quels avec un verre d'eau)	Magné B6®	(*Supplément minéral*) Carences magnésiennes avérées, isolées ou associées, chez l'adulte et l'enfant > 6 ans	Hypersensibilité à l'un des constituants IRS	Possibles : – diarrhées – douleurs abdominales – réactions cutanées et allergiques
MANIDIPINE (comp., à avaler entiers, le matin, après le petit déjeuner)	Iperten®	(*Antihypertenseur*) HTA essentielle légère à modérée	Enfants IRS, IH modérée à sévère IC non traitée Angor instable ou IDM récent	Céphalées Vertiges Bouffées vasomotrices Palpitations Œdèmes...
MÉBÉVÉRINE (gélules et comp. sécables, à prendre avant les repas, sans les mâcher)	Duspatalin®	(*Antispasmodique*) Traitement des douleurs liées aux troubles fonctionnels du tube digestif et des voies biliaires	Hypersensibilité à l'un des constituants Enfants < 6 ans (lié à la forme galénique)	Rarement : nausées, vertiges, céphalées

DCI	PRINCEPS	INDICATIONS	CONTRE-INDICATIONS	EFFETS INDÉSIRABLES
MÉLOXICAM (comp. sécables ou non, à prendre pendant un repas/ existe en sol. inj.)	Mobic®	(*AINS/oxicam*) Polyarthrite rhumatoïde Spondylarthrite ankylosante Arthrose	3e trimestre de la grossesse Enfants < 16 ans Ulcère peptique évolutif IRS, IHS, ICS Allergie aux AINS…	Troubles digestifs Douleurs abdominales Dyspepsies Céphalées Peu fréquents : stomatites, gastrites…
MÉMANTINE (comp. pelliculés sécables ou non, à prendre 1 fois par jour à la même heure, pendant ou en dehors des repas)	Ebixa® Marixino® Nemdatine®	(*Médicament antidémence*) Traitement des formes modérées à sévères de la maladie d'Alzheimer	Hypersensibilité à l'un des constituants	Sensations vertigineuses Céphalées Constipation Somnolences HTA…
MEOPA (mélange équimolaire d'oxygène et de protoxyde d'azote) (gaz pour inhalation)	Actynox® Antasol® Entonox® Kalinox® Oxynox®	(*Analgésique*) Analgésie de courte durée des actes douloureux, sédation en soins dentaire, analgésie obstétricale	HTIC Patient nécessitant une ventilation en oxygène de 100 % Altération de l'état de conscience…	Nausées Vomissements Peu fréquents : euphorie, hallucinations, agitation, angoisse, paresthésie…
MÉPIVACAINE (sol. inj.)	Carbocaine®	(*Anesthésique local*) Anesthésie locale par infiltration Anesthésie régionale lors d'intervention chirurgicale	Épilepsie non contrôlée par un traitement Injection intravasculaire Sujets porphyriques Enfants…	Possibles : nausées, vomissements, bradycardie, dépression respiratoire…

DCI	PRINCEPS	INDICATIONS	CONTRE-INDICATIONS	EFFETS INDÉSIRABLES
MÉROPÉNEM (poudre pour sol. inj. ou pour perf./généralement administré en perf. IV d'environ 15 à 30 min)	Kiravem® Méronem® Ponaxem®	(*Antibiotiques/ carbapénème*) Traitement des : pneumonies, infections des voies urinaires compliquées…	Hypersensibilité à l'un des constituants, aux carbapénèmes ou aux bêtalactamines	Troubles digestifs Éruptions cutanées Inflammation au site d'injection Thrombocytémie Céphalées…
MESNA (sol. pour perf. IV/existe en comp. sécables)	Uromitexan®	(*Antidote de l'acroléine*) Prévention de la toxicité urinaire des oxazaphosphorines	Hypersensibilité à l'un des constituants et aux molécules contenant des radicaux thiols	Céphalées Nausées Diarrhées Pyrexie Somnolence…
METFORMINE (comp. pelliculés sécables ou non, à prendre pendant ou en fin de repas pour améliorer la tolérance digestive)	Glucophage® Stagid®	(*Antidiabétique oral/ antihyperglycémiant*) Traitement du diabète de type 2	IRS, IDM récent, IC en décompensation Acidose métabolique aiguë Précoma diabétique Déshydratation…	Troubles digestifs Douleurs abdominales Perte d'appétit Perturbation du goût Très rare : acidose lactique…
METFORMINE + VILDAGLIPTINE (comp. pelliculés, à prendre pendant ou en fin de repas pour améliorer la tolérance digestive)	Eucréas®	(*2 antidiabétiques oraux*) Traitement du diabète de type 2	IRS, IDM récent, IC en décompensation Acidose métabolique aiguë Précoma diabétique Déshydratation…	Céphalée Nausées Sensations vertigineuses Hypoglycémie Tremblements Fatigue…

DCI	PRINCEPS	INDICATIONS	CONTRE-INDICATIONS	EFFETS INDÉSIRABLES
MÉTHOTREXATE (sol. inj./voie SC, IM, IV, intra-artérielle, intrarachidienne/ce médicament est tératogène)	Lédertrexate®	(*Agent antinéoplasique*) Adénocarcinomes mammaires et ovariens Leucémies aiguës lymphoblastiques Ostéosarcomes...	IHS, IRS Insuffisance respiratoire chronique Vaccin antiamaril Grossesse Allaitement...	Peu fréquents : lymphome réversible, anémie, céphalées, vomissements, diarrhées...
MÉTHOTREXATE (comp. et stylo inj. en voie SC/1 prise hebdomadaire/risque de toxicité potentiellement fatale si prise quotidienne) (*Never events*)	Imeth® Métoject® Novatrex®	(*Agent antinéoplasique/ antirhumatismal*) Psoriasis de l'adulte Polyarthrite rhumatoïde active	IHS, IRS Alcoolisme Syndrome d'immunodéficience Vaccins vivants atténués Grossesse, allaitement...	Troubles digestifs Douleurs abdominales Stomatites Leucopénies Céphalées Érythème, prurit...
MÉTHYLPHÉNIDATE (comp. LP, à prendre pendant ou en dehors des repas, sans les écraser, 1 fois par jour le matin)	Concerta LP® Médikinet® Quasym LP® Ritaline LP®	(*Sympathomimétique à action centrale/stimulant du SNC*) TDAH	Glaucome Phéochromocytome Hyperthyroïdie Thyrotoxicose IC, IDM, AVC Schizophrénie...	Insomnies Nervosité Céphalées Troubles digestifs Hypertension Vertiges...
MÉTHYLPREDNISOLONE (comp.)	Médrol®	(*Glucocorticoïde*) Maladie de Horton, lupus, vascularites Œdèmes/lymphomes cérébraux, toxoplasmose cérébrale...	Tout état infectieux à l'exception des indications spécifiées Viroses en évolutions États psychotiques non contrôlés...	Leucocytose Insomnie Vertiges UGD Ostéoporose Retard de cicatrisation...

DCI	PRINCEPS	INDICATIONS	CONTRE-INDICATIONS	EFFETS INDÉSIRABLES
MÉTHYLPREDNISOLONE (poudre pour sol. inj. par voie IV)	Solu-Médrol®	(*Glucocorticoïde*) Rejet de greffe SEP par poussées Manifestation aiguë de la polyarthrite rhumatoïde...	Tout état infectieux Vaccins vivants atténués ou non Voie intrathécale ou épidurale Viroses en évolution...	Leucocytose Insomnie Vertiges UGD Ostéoporose Retard de cicatrisation...
MÉTHYLPREDNISOLONE (lyophilisat et sol. pour usage parentéral/voie IM et IV)	Solu-Médrol®	(*Glucocorticoïde*) Celles de la corticothérapie générale lorsque la voie entérale n'est pas disponible ou besoin d'un effet rapide	Tout état infectieux Vaccins vivants atténués ou non Anticoagulants si injection IM Viroses en évolution...	Leucocytose Insomnie Vertiges UGD Ostéoporose Retard de cicatrisation...
MÉTOCLOPRAMIDE (comp. sécables et comp. ou gélules LP/existe en sol. buv. et inj. IM-IV, suppositoire)	Anausin Métoclopramide LP® Primpéran® Prokinyl LP®	(*Antiémétique*) Traitement symptomatique et prévention des nausées/vomissements	Phéochromocytome Épilepsie Maladie de Parkinson Association à la lévodopa ou aux agonistes dopaminergiques...	Somnolence Hypotension Asthénie Diarrhées Troubles extrapyramidaux...
MÉTOPROLOL (comp. sécables ou non et comp. LP, à avaler pendant ou juste après un repas, sans les croquer)	Lopressor® (... LP®) Séloken® (... LP®)	(*Bêtabloquant sélectif*) HTA Prophylaxie des crises d'angor d'effort Traitement de fond de la migraine	Asthme et BPCO sévères IC non contrôlée Choc cardiogénique Bradycardie Hypotension...	Asthénie Vertiges Céphalées Nausées Diarrhées Bradycardie...

DCI	PRINCEPS	INDICATIONS	CONTRE-INDICATIONS	EFFETS INDÉSIRABLES
MÉTRONIDAZOLE (comp. pelliculés)	Flagyl®	(*Antibiotique/ antiparasitaire*) Infections dues aux germes sensibles	Allergie aux imidazolés Allergie au blé Enfant < 6 ans (forme galénique non adaptée)	Neutropénie Céphalées Vertiges Troubles digestifs Troubles visuels…
MIANSÉRINE (comp. pelliculés sécables ou non, à avaler sans les croquer, idéalement le soir au coucher)	Athymil® (AMM supprimée)	(*Antidépresseur*) Épisodes dépressifs majeurs	Hypersensibilité à l'un des constituants Affection hépatique sévère	Somnolence Prise de poids Possibles : œdèmes, constipation…
MICAFUNGINE (poudre pour sol. pour perf./à administrer en 1 h environ)	Mycamine®	(*Antimycosique*) Traitement de la candidose invasive et œsophagienne Prévention des infections à *Candida* en cas de neutropénie	Hypersensibilité à l'un des constituants ou à une autre échinocandine	Troubles digestifs Leucopénie Hypokaliémie Céphalées Phlébites Augmentation des transaminases…
MIDAZOLAM (sol. inj./voie IV par titration, voie rectale, la voie IM doit rester exceptionnelle)	Hypnovel®	(*Hypnotique et sédatif/ benzodiazépine*) Sédation vigile Prémédication avant induction de l'anesthésie Sédation en USI…	Hypersensibilité aux benzodiazépines Insuffisance ou dépression respiratoire sévère si sédation vigile…	Possibles : nausées, vomissements, constipation, xérostomie, hypotension…

DCI	PRINCEPS	INDICATIONS	CONTRE-INDICATIONS	EFFETS INDÉSIRABLES
MIDODRINE (comp., à prendre de préférence avant le lever/ éviter toute prise le soir : au plus tard 4 h avant le coucher)	Gutron®	(*Vasoconstricteur veineux et artériel*) Traitement de l'hypotension orthostatique sévère	Hypotension Bradycardie Cardiopathie sévère Vasospasme Thyrotoxicose IRS...	Bradycardie réflexe Céphalées Troubles digestifs Rétention d'urine Éruptions cutanées Insomnies...
MIFÉPRISTONE (comp./nécessite une surveillance étroite dans les 3 h qui suivent l'administration)	Mifégyne® Miffée®	(*Antiprogestatif*) Interruption médicamenteuse de grossesse intra-utérine évolutive...	Insuffisance surrénale chronique Asthme sévère non contrôlé Porphyrie héréditaire...	Troubles digestifs Crampes abdominales Contractions utérines Métrorragies Risque infectieux...
MIGLUSTAT (gélules, à prendre pendant ou en dehors des repas)	Zavesca®	(*Inhibiteur de la glucosylcéramide synthétase*) Traitement des patients adultes atteints de la maladie de Gaucher de type 1...	Hypersensibilité à l'un des constituants	Troubles digestifs Flatulences Douleurs abdominales Tremblements Asthénie Perte de poids...
MILNACIPRAN (gélules, à prendre de préférence pendant les repas/ prévoir une surveillance accrue en début de traitement, le risque suicidaire étant plus élevé)	Ixel®	(*Antidépresseur*) Traitement des épisodes dépressifs majeurs chez l'adulte	Association aux IMAO irréversibles Hypertension non contrôlée, maladie coronarienne instable Allaitement	Céphalées Troubles digestifs Somnolence Xérostomie Agitation Pollakiurie...

DCI	PRINCEPS	INDICATIONS	CONTRE-INDICATIONS	EFFETS INDÉSIRABLES
MILRINONE (sol. inj. pour voie IV/contrôle hémodynamique obligatoire : utilisation en USI)	Corotrope®	(*Stimulant cardiaque*) Traitement à court terme de l'insuffisance cardiaque aiguë congestive	Hypersensibilité à l'un des constituants Hypovolémie sévère	Arythmies supraventriculaires et ventriculaires Hypotension Céphalées...
MINOCYCLINE (comp. pelliculés sécables et gélules, à prendre en milieu de repas)	Kyno® Mestacine® Mynocine®	(*Antibiotique/ tétracycline*) Traitement des infections bactériennes microbiologiquement documentées	Enfant < 8 ans (risque de coloration permanente des dents) IH et prise conjointe de médicaments hépatotoxiques...	Troubles digestifs Céphalées Vertiges Arthralgies Photosensibilisation Acouphènes...
MINOXIDIL (sol. pour application cutanée, à appliquer 2 fois par jour/ne pas dépasser la dose journalière de 2 mL/appliquer sur des cheveux parfaitement secs)	Alopexy® Alostil® Unipexil®	(*Agent stimulant de la pousse des cheveux*) Alopécie androgénétique chez l'homme, ainsi que la femme dans le dosage à 2 %	Hypersensibilité à l'un des constituants Maladie du cuir chevelu Sujets de moins de 18 ans et de plus de 65 ans	Céphalées Dyspnée Dermatite Prurit Œdème périphérique Prise de poids...
MIRTAZAPINE (comp. pelliculés, à prendre sans les mâcher/existe en comp. orodispersibles à faire fondre sous la langue)	Norset®	(*Antidépresseur*) Épisodes dépressifs majeurs chez l'adulte	Hypersensibilité à l'un des constituants Association aux IMAO	Somnolence Sédation Xérostomie Prise de poids Étourdissements...

DCI	PRINCEPS	INDICATIONS	CONTRE-INDICATIONS	EFFETS INDÉSIRABLES
MITOXANTRONE (sol. à diluer pour perf./voie IV stricte)	Elsep® Novantrone®	(*Agent antinéoplasique*) Cancer du sein métastatique, SEP récurrente active…	Hypersensibilité à l'un des constituants Grossesse (si traitement de la SEP) Allaitement	Nausées Vomissements Alopécie Leucopénie Neutropénie…
MOCLOBÉMIDE (comp. pelliculés sécables, à prendre à la fin des repas, en évitant les prises trop tardives)	Moclamine®	(*Antidépresseur/IMAO*) Épisodes dépressifs majeurs	États confusionnels aigus Enfants < 15 ans Allaitement Association au tramadol…	Troubles du sommeil Nausées Céphalées Xérostomie Agitation Vertiges…
MODAFINIL (comp., à avaler en entier)	Modiodal®	(*Psychoanaleptique/ agent éveillant*) Somnolence diurne excessive associée à une narcolepsie	Hypersensibilité à l'un des constituants Hypertension modérée à sévère non contrôlée Arythmies cardiaques	Céphalées Insomnies Nausées, diarrhées Palpitations Vision trouble…
MOLSIDOMINE (comp. sécables ou non)	Corvasal®	(*Vasodilatateur*) Traitement préventif de la crise angineuse sous toutes ses formes	Hypotension marquée avec état de choc Déconseillé en cas d'allaitement Association au sildénafil, tadalafil, vardénafil…	Céphalées modérées et légères baisses tensionnelles peuvent apparaître en début de traitement…

DCI	PRINCEPS	INDICATIONS	CONTRE-INDICATIONS	EFFETS INDÉSIRABLES
MOMÉTASONE (susp. pour pulvérisation nasale/bien agiter le flacon avant chaque utilisation)	Nasonex®	(*Glucocorticoïde*) Rhinite allergique saisonnière et perannuelle Polypose nasale chez l'adulte	Hypersensibilité à l'un des constituants Infection locale ou muqueuse nasale en voie de cicatrisation	Épistaxis Pharyngite Céphalées Irritations nasales Brûlures nasales Ulcération nasale…
MONTÉLUKAST (comp. pelliculés à prendre pendant ou en dehors des repas, idéalement le soir/ existe en comp. à croquer et en granulés)	Singulair®	(*Bronchodilatateur*) Traitement préventif de l'asthme d'effort Traitement additif de l'asthme persistant…	Hypersensibilité à l'un des constituants	Douleurs abdominales Céphalées Augmentation des transaminases Possibles troubles digestifs…
MORNIFLUMATE (suppositoire/l'utilisation de la voie rectale doit être la plus courte possible en raison du risque de toxicité locale/ existe en gélules, voir ACIDE NIFLUMIQUE)	Nifluril®	(*AINS*) Arthroses, tendinites, bursites, polyarthrite rhumatoïde…	Au-delà de 5 mois de grossesse révolus IHS, IRS, ICS ATCD d'asthme ou de perforation digestive liés aux AINS Enfant < 12 ans…	Troubles digestifs Possibles : ulcères peptiques, perforations ou hémorragies gastrointestinales, mélæna, hématémèse, dyspepsie, stomatite ulcérative…
MORPHINE (sol. inj./la relation dose-efficacité-tolérance est très variable d'un patient à l'autre/ voie IM non recommandée)	Morphine Aguettant®/ Cooper®/ Lavoisier®/ Renaudin®	(*Analgésique opioïde*) Douleurs intenses et/ou rebelles aux antalgiques de niveau plus faible (palier III)	Épilepsie non contrôlée IHS (avec encéphalopathie) Traumatisme crânien et HTIC en l'absence de ventilation contrôlée…	Somnolence Confusion Nausées Vomissements Constipation Myosis…

DCI	PRINCEPS	INDICATIONS	CONTRE-INDICATIONS	EFFETS INDÉSIRABLES
MORPHINE (gélules/elles peuvent être ouvertes et administrées avec une alimentation semi-solide : yaourt, purée, confitures...)	Actiskenan® Skenan LP®	(*Analgésique opioïde*) Douleurs intenses ou rebelles aux antalgiques de niveau plus faible (palier III)	Enfants < 6 mois Épilepsie non contrôlée IHS (avec encéphalopathie) Association à la buprénorphine...	Somnolence Confusion Nausées Vomissements Constipation Prurit...
MORPHINE (comp. enrobés ou pelliculés LP, à avaler entiers, sans les mâcher, les écraser ou les casser)	Moscontin® (... LP®)	(*Analgésique opioïde*) Douleurs intenses ou rebelles aux antalgiques de niveau plus faible (palier III)	Enfants < 6 ans Épilepsie non contrôlée IHS (avec encéphalopathie) Association à la nalbuphine...	Somnolence Confusion Nausées Vomissements Constipation Hyperhidrose...
MORPHINE (comp. pelliculés sécables, à avaler entiers avec une petite quantité de boisson)	Sévrédol®	(*Analgésique opioïde*) Douleurs intenses ou rebelles aux antalgiques de niveau plus faible (palier III)	Enfants < 6 ans Épilepsie non contrôlée IHS (avec encéphalopathie) Association à la naltrexone...	Somnolence Confusion Nausées Vomissements Constipation Xérostomie...
MORPHINE (sol. buv. en récipient unidose, à boire ou à prendre mélangée à une alimentation semi-solide : purée, yaourt...)	Oramorph®	(*Analgésique opioïde*) Douleurs intenses ou rebelles aux antalgiques de niveau plus faible (palier III)	Enfants < 6 ans Épilepsie non contrôlée IHS (avec encéphalopathie) Association à la pentazocine...	Somnolence Confusion Nausées Vomissements Constipation Cauchemars...

DCI	PRINCEPS	INDICATIONS	CONTRE-INDICATIONS	EFFETS INDÉSIRABLES
MOXIFLOXACINE (comp. pelliculés, à prendre pendant ou en dehors des repas/le risque de tendinopathie peut persister plusieurs mois après l'arrêt du traitement)	Izilox®	(*Antibiotique/ fluoroquinolone*) Infections bactériennes documentées de l'adulte	ATCD de tendinopathie avec les fluoroquinolones Enfant/adolescent/IHS Grossesse, allaitement Bradycardie cliniquement significative…	Troubles digestifs Douleurs abdominales Céphalées Sensations vertigineuses Augmentation des transaminases…
MOXONIDINE (comp. pelliculés, à prendre de préférence le matin en début de repas)	Physiotens®	(*Antihypertenseur*) Hypertension artérielle	Dysfonction sinusale IC/bradycardie BAV des 2e et 3e degrés	Xérostomie Somnolences Asthénie Troubles digestifs Vertiges…
MUPIROCINE (pommade/2 à 3 applications par jour après nettoyage de la surface infectée/éviter tout contact avec les yeux)	Mupiderm®	(*Antibiotique*) Impétigos et dermatoses impétiginisées	Allergie à l'un des constituants ou au polyéthylène glycol Application sur les seins en période d'allaitement	Rarement : picotements, brûlures, réactions d'hypersensibilité
MYCOPHÉNOLATE MOFÉTIL (comp. pelliculés et gélules/ne pas écraser, ne pas ouvrir les gélules/existe en poudre pour susp. buv.)	Cellcept®	(*Immunosuppresseur*) Prévention du rejet aigu d'organe chez les patients ayant bénéficié d'une allogreffe rénale, cardiaque ou hépatique	Hypersensibilité à l'un des constituants Grossesse Allaitement	Troubles digestifs Leucopénie Thrombopénie Septicémie Céphalées Risque de tumeurs…

DCI	PRINCEPS	INDICATIONS	CONTRE-INDICATIONS	EFFETS INDÉSIRABLES
MYCOPHÉNOLATE SODIQUE (comp. gastrorésistants, à prendre pendant ou en dehors des repas, sans les écraser)	Myfortic®	(*Immunosuppresseur*) Prévention du rejet aigu d'organe chez les patients adultes ayant bénéficié d'une allogreffe rénale	Hypersensibilité à l'un des constituants Grossesse Allaitement	Troubles digestifs Leucopénie Hypocalcémie Hyperuricémie Arthralgies Céphalées...
NABUMÉTONE (comp. pelliculés, à prendre pendant ou en dehors des repas, sans les écraser)	Nabucox®	(*AINS*) Rhumatismes inflammatoires chroniques Poussées aiguës d'arthrose	Grossesse ≥ 6 mois Allaitement IRS/IHS/ICS/AVC Enfants < 15 ans Allergie aux autres AINS UGD ou ATCD d'UGD...	Nausées Diarrhées Constipation Élévation de la pression artérielle Acouphènes...
NADROPARINE (sol. inj. en seringue préremplie/voie SC : faire un pli cutané/réaliser l'inj. dans la ceinture abdominale/ne pas purger la bulle d'air)	Fraxiparine®	(*Antithrombotique/ HBPM*) Prophylaxie des troubles thromboemboliques Traitement curatif des TVP constituées...	ATCD de TIH de type II induite par l'héparine AVC hémorragique UGD évolutif Endocardite infectieuse aiguë/IRS...	Manifestations hémorragiques Hématome au point d'injection Augmentation des transaminases...
NADROPARINE (sol. inj. en seringue préremplie/voie SC : faire un pli cutané/réaliser l'inj. dans la ceinture abdominale/ne pas purger la bulle d'air)	Fraxodi®	(*Antithrombotique/ HBPM*) Traitement curatif des TVP constituées	ATCD de TIH de type II induite par l'héparine AVC hémorragique UGD évolutif Endocardite infectieuse aiguë/IRS...	Manifestations hémorragiques Hématome au point d'injection Augmentation des transaminases...

DCI	PRINCEPS	INDICATIONS	CONTRE-INDICATIONS	EFFETS INDÉSIRABLES
NAFTIDROFURYL (comp. pelliculés et gélules, à prendre pendant les repas, sans les croquer et sans ouvrir les gélules)	Diactane® Naftilux® Praxilène®	(*Vasodilatateur*) Traitement symptomatique de la claudication intermittente dans l'AOMI	Hypersensibilité à l'un des constituants Hyperoxalurie connue ATCD de lithiase rénale calcique récidivante	Possibles : diarrhées, vomissements, douleurs épigastriques, lithiases rénales oxalocalciques...
NALBUPHINE (sol. inj./voie IV, IM, SC)	Nalpain®	(*Analgésique central/ palier III*) Traitement des douleurs intenses postopératoires, néoplasiques, de l'IDM, obstétricales	Syndrome chirurgical abdominal Enfants < 18 mois Association aux morphinomimétiques agonistes purs	Somnolence Possibles : nausées, vomissements, céphalées, sueurs, vertiges...
NALOXONE (Antidote des opiacés et des opioïdes) (sol. inj. en ampoule dosée à 0,4 mg/mL)	Narcan®	(*Antagoniste des morphinomimétiques*) Dépressions respiratoires secondaires aux morphinomimétiques...	Hypersensibilité à la naloxone	Possibles : hyperventilation, frissons, vomissements, anxiété, agitation...
NALTREXONE (comp. pelliculés sécables/ne constitue pas un traitement de la période de sevrage/ne convient pas aux patients de moins de 18 ans)	ReVia®	(*Antagoniste des opiacés*) Traitement d'aide au maintien de l'abstinence chez les patients alcoolodépendants psychiques	Insuffisance hépatocellulaire sévère ou hépatite aiguë IRS Dépendance aux opiacés ou symptômes de sevrage...	Céphalées Sensations vertigineuses Troubles digestifs Arthralgie Myalgie Asthénie Hyperhidrose

DCI	PRINCEPS	INDICATIONS	CONTRE-INDICATIONS	EFFETS INDÉSIRABLES
NAPROXÈNE (comp. pelliculés sécables ou non, à avaler sans les croquer, de préférence au moment des repas)	Antalnox® Apranax® Naprosyne®	(*AINS*) Traitement symptomatique des rhumatismes inflammatoires chroniques, arthroses…	Hypersensibilité aux AINS, aspirine IRS, IHS, ICS Ulcère peptique évolutif Grossesse ≥ 6 mois Enfant < 15 ans…	Troubles digestifs Dyspepsie Céphalées Vertiges Somnolence Prurit…
NARATRIPTAN (comp. pelliculés, à avaler entiers dès le début d'une crise de céphalée migraineuse/ne doit pas être utilisé en prophylaxie)	Naramig®	(*Vasoconstricteur des artères carotides*) Traitement aigu de la phase céphalalgique de la crise de migraine, avec ou sans aura	ATCD d'AVC/d'AIT ATCD d'IDM ou maladie cardiaque ischémique Angor de Prinzmetal HTA IRS, IHS…	Nausées Vomissements Vertiges Somnolences Sensation de fourmillement…
NÉBIVOLOL (comp. quadrisécables, à prendre idéalement au moment des repas, à la même heure)	Nébilox® Temerit®	(*Antihypertenseur/ bêtabloquant*) Hypertension artérielle essentielle Insuffisance cardiaque chronique	IH, IC aiguë Acidose métabolique Phéochromocytome non traité Bradycardie Hypotension…	Céphalées Étourdissements Paresthésie Dyspnée Nausées Œdèmes…
NÉBIVOLOL + HYDROCHLOROTHIAZIDE (comp. pelliculés, à prendre idéalement au moment des repas, à la même heure)	CoNebilox® Temerit Duo®	(*Antihypertenseur/ bêtabloquant + diurétique*) Traitement de l'hypertension artérielle essentielle	IH, IC aiguë Acidose métabolique Phéochromocytome non traité Bradycardie Hypotension…	Céphalées Étourdissements Paresthésie Dyspnée Nausées Œdèmes…

DCI	PRINCEPS	INDICATIONS	CONTRE-INDICATIONS	EFFETS INDÉSIRABLES
NÉFOPAM (sol. inj./voie IM profonde et voie IVL)	Acupan®	(*Analgésique central non morphinique/palier I*) Traitement symptomatique des affections douloureuses aiguës	Enfant < 15 ans Risque de rétention urinaire lié à des troubles urétroprostatiques Risque de glaucome par fermeture d'angle…	Nausées Vomissements Somnolences Hyperhidrose Tachycardie Xérostomie Vertiges…
NÉVIRAPINE (comp. et comp. LP, à prendre pendant ou en dehors des repas, sans les écraser)	Viramune®	(*Antirétroviral*) Traitement du VIH-1, à utiliser en association avec d'autres molécules	ATCD d'augmentation des transaminases lié à la névirapine IHS Association au millepertuis…	Éruption cutanée Hépatites Troubles digestifs Céphalées Asthénie Myalgies…
NICARDIPINE (sol. inj. pour perf. IV associée à un PSE/existe en comp. pour l'HTA, à prendre entiers)	Loxen®	(*Antihypertenseur*) HTA maligne Encéphalopathie hypertensive Hypertension postopératoire…	Sténose aortique sévère IDM < 8 jours Angor instable Hypertension compensatoire	Céphalées Vertiges Œdèmes périphériques Palpitations Nausées, vomissements Bouffées congestives…
NICORANDIL (comp. sécables ou non, à prendre pendant ou en dehors des repas, en entier)	Adancor® Ikorel®	(*Vasodilatateur*) Angor stable de l'adulte insuffisamment contrôlé…	Choc cardiogénique Dysfonction ventriculaire gauche Hypotension sévère Hypovolémie OAP…	Céphalées Nausées, vomissements Sensation vertigineuse Tachycardie Vasodilatation cutanée avec flush…

DCI	PRINCEPS	INDICATIONS	CONTRE-INDICATIONS	EFFETS INDÉSIRABLES
NICOTINE (dispositif transdermique à appliquer 1 fois par jour, de préférence le matin, sur une surface de peau propre, sèche et non irritée)	Nicopatchlib® Nicoretteskin® Nicotinell TTS® NiQuitin®	(*Substitut nicotinique*) Traitement de la dépendance tabagique et des symptômes du sevrage	Non-fumeur, fumeur occasionnel Affection cutanée pouvant gêner l'utilisation d'un dispositif transdermique	Réactions au site d'application Insomnies Céphalées Étourdissements Nausées…
NICOTINE (pastilles à sucer, sans les croquer ou les avaler/existe en gommes à mâcher)	Nicorette® Nicopass® NiQuitin® NiQuitinMinis®	(*Substitut nicotinique*) Traitement de la dépendance tabagique et des symptômes du sevrage	Hypersensibilité à l'un des constituants Non-fumeur ou fumeur occasionnel Enfant < 12 ans	Céphalées Dysgueusie Nausées Vomissements Irritation de la gorge…
NIFÉDIPINE (comp. LP, à avaler sans les croquer, à jeun ou non)	Adalate LP® Chronadalate LP®	(*Antihypertenseur/ vasodilatateur*) HTA Traitement préventif de l'angor stable	IDM < 1 mois Angor instable Choc cardiovasculaire Association au diltiazem ou à la rifampicine…	Céphalées Œdème Vasodilatation Constipation Asthénie…
NIFUROXAZIDE (gélules, à prendre 4 fois par jour, pendant 3 jours maximum/veiller à la réhydratation/existe en susp. buv.)	Bactérix® Diafuryl® Ercéfuryl® Panfurex®	(*Anti-infectieux intestinal*) Diarrhée aiguë présumée d'origine bactérienne	Hypersensibilité à l'un des constituants ou aux dérivés du nitrofurane Enfants < 15 ans	Fréquence non connue : éruptions cutanées, urticaire, œdème de Quincke, choc anaphylactique

DCI	PRINCEPS	INDICATIONS	CONTRE-INDICATIONS	EFFETS INDÉSIRABLES
NITISINONE (gélules/elles peuvent être ouvertes et le contenu dispersé dans un peu de nourriture/existe en susp. buv.)	Orfadin®	(*Agent normalisateur du métabolisme des porphyrines*) Traitement de la tyrosinémie héréditaire de type 1 (HT-1)	Hypersensibilité à l'un des constituants Allaitement	Liés à un taux de tyrosine élevé : opacité cornéenne, conjonctivite, photophobie Kératites...
NITRAZÉPAM (comp. sécables/1 comp. par jour, juste avant le coucher)	Mogadon®	(*Hypnotique et sédatif/ benzodiazépine*) Troubles sévères du sommeil : insomnie occasionnelle ou transitoire	Insuffisance respiratoire sévère Syndrome d'apnée du sommeil Myasthénie/IHS Patient < 15 ans	Nausées Hypotonie musculaire Diplopie Céphalées Sensations ébrieuses Ataxie...
NITRENDIPINE (comp. sécables ou non, à avaler après le repas, sans les croquer)	Baypress® Nidrel®	(*Antihypertenseur/ vasodilatateur*) Hypertension artérielle	Angor instable IDM < 1mois Grossesse, allaitement Association à la rifampicine	Céphalées Palpitations Vasodilatations Œdème Flatulences...
NITROFURANTOÏNE (gélules, à avaler de préférence au cours d'un repas/le traitement curatif ne doit pas excéder une durée de 7 jours)	Furadantine®	(*Antibiotique*) Traitement curatif de la cystite documentée due à des germes sensibles chez le sujet féminin	IR Traitement prophylactique ou curatif prolongé Déficit en G6PD Enfants < 6 ans	Troubles digestifs Sensations vertigineuses Neuropathies périphériques Réactions allergiques cutanées : prurit...

DCI	PRINCEPS	INDICATIONS	CONTRE-INDICATIONS	EFFETS INDÉSIRABLES
NOMÉGESTROL (comp. sécables/la posologie est d'un comprimé par jour)	Lutényl®	(*Progestatif*) Avant la ménopause : troubles menstruels Cycles artificiels après la ménopause	Cancer du sein ou ATCD Tumeurs malignes estrogénodépendantes Affection hépatique aiguë ATCD de thromboembolie veineuse...	Céphalées Nausées Douleurs abdominales Crampes abdominales Dysménorrhée Dépression...
NORADRÉNALINE (sol. à diluer pour perf. IV, une voie centrale étant à privilégier/peut s'utiliser en irrigation gastrique en cas d'hémorragie digestive)	Noradrénaline Aguettant®/ Mylan®/ Renaudin®	(*Stimulant cardiaque/ agent vasoconstricteur*) Traitement d'urgence du collapsus Restauration et maintien de la pression artérielle...	Il n'y a pas de contre-indication lorsque les indications sont respectées	Anxiété Gêne respiratoire Céphalées Tremblements Sudation Vomissements...
NORFLOXACINE (comp. pelliculés, à avaler avec un grand verre d'eau/ne pas les prendre avec du lait ou un produit laitier)	Noroxine® (AMM supprimée)	(*Antibiotique*) Traitement des infections urinaires hautes et basses dues à des germes sensibles	ATCD de tendinopathie avec une fluoroquinolone Enfants et adolescents : risque d'arthropathies Allaitement	Céphalées Vertiges Acouphènes Nausées Diarrhées...
OCTRÉOTIDE (sol. inj., en voie SC, IM ou IVL en fonction des indications et des présentations)	Sandostatine® (... LP®) Siroctid®	(*Inhibiteur de la GH*) Acromégalie Complications après une chirurgie pancréatique Hémorragie des VGO...	Hypersensibilité à l'un des constituants	Troubles digestifs Douleurs abdominales Cholélithiase Sensations vertigineuses Céphalées...

DCI	PRINCEPS	INDICATIONS	CONTRE-INDICATIONS	EFFETS INDÉSIRABLES
OFLOXACINE (comp. pelliculés sécables ou non, à prendre pendant ou en dehors des repas/existe en sol. inj.)	Monoflocet® Oflocet®	(*Antibiotique/ fluoroquinolone*) Traitement des infections bactériennes à germes sensibles Maladie du charbon	ATCD de tendinopathie avec une fluoroquinolone Enfants et adolescents : risque d'arthropathies Grossesse, allaitement Patients épileptiques	Peu fréquents : troubles digestifs, céphalées, sensations vertigineuses, prurit, rash, insomnies...
OFLOXACINE (sol. auriculaire en récipient unidose, à instiller matin et soir, tête penchée, dans l'oreille externe)	Oflocet®	(*Antibiotique/ médicament otologique*) Traitement local des otorrhées purulentes	Hypersensibilité à l'un des constituants ou aux quinolones	Rares cas d'otalgies et de réactions d'hypersensibilité
OFLOXACINE (collyre en récipient unidose/2 gouttes, 4 fois par jour dans l'œil atteint)	Exocine® Monoox® Quinofree®	(*Antibiotique local en ophtalmologie*) Traitement des infections oculaires sévères dues à des germes sensibles	Hypersensibilité à l'un des constituants ou aux quinolones Allaitement	Sensation de brûlure ou de picotement Possible œdème périorbitaire, œdème palpébral...
OLANZAPINE (comp. pelliculés, à prendre pendant ou en dehors des repas/existe en comp. orodispersibles, à laisser fondre dans la bouche)	Zalasta® Zyprexa® Zyprexa Vélotab®	(*Psycholeptique*) Schizophrénie Épisodes maniaques modérés à sévères Prévention du trouble bipolaire...	Hypersensibilité à l'un des constituants Patient présentant un risque connu de glaucome à angle fermé...	Prise de poids Somnolences Hypotension orthostatique Leucopénie Parkinsonisme...

DCI	PRINCEPS	INDICATIONS	CONTRE-INDICATIONS	EFFETS INDÉSIRABLES
OLMÉSARTAN (comp. pelliculés, à prendre pendant ou en dehors des repas, sans les mâcher)	Altéis® Olmétec®	(*Antihypertenseur/ ARA II*) Traitement de l'HTA chez l'adulte, l'adolescent et l'enfant à partir de 6 ans	2e et 3e trimestres de la grossesse Obstruction biliaire Si diabète ou IR : association à l'aliskiren	Céphalées Syndromes grippaux Étourdissements Diarrhées Nausées…
OLMÉSARTAN + HYDROCHLOROTHIAZIDE (comp. pelliculés, à prendre 1 fois par jour, pendant ou en dehors d'un repas, sans les mâcher)	CoOlmétec®	(*Antihypertenseur/ARA II + diurétique*) Traitement de 2e intention de l'HTA essentielle	IRS/IHS 2e et 3e trimestres de la grossesse Hypokaliémie/ hyponatrémie/ hypercalcémie…	Céphalées Sensations vertigineuses Asthénie Douleurs thoraciques Œdèmes périphériques Fatigue…
OMÉGA 3 (capsules molles, à prendre de préférence au moment des repas, afin d'éviter les troubles gastrointestinaux)	Omacor®	(*Acide gras essentiel*) Hypertriglycéridémie endogène Traitement adjuvant en prévention secondaire de l'IDM	Hypersensibilité à l'un des constituants et au soja	Troubles digestifs Douleurs abdominales Dyspepsie Flatulence Éructation RGO…
OMÉPRAZOLE (gélules gastrorésistantes, à prendre de préférence le matin/si besoin, il est possible d'ouvrir la gélule : ne pas écraser les microgranules/ existe en sol. pour perf. IV)	Mopral® Zoltum®	(*Inhibiteur de la pompe à protons/IPP*) RGO et UGD Œsophagite par reflux Aide à l'éradication de *Helicobacter pylori*…	Hypersensibilité à l'un des constituants ou aux dérivés benzimidazolés Association au nelfinavir	Troubles digestifs Céphalées Flatulences Douleurs abdominales Polypes des glandes fundiques (bénins)

DCI	PRINCEPS	INDICATIONS	CONTRE-INDICATIONS	EFFETS INDÉSIRABLES
OMÉPRAZOLE (comp. gastrorésistants, à prendre sans les mâcher avant le repas/il est possible de les disperser dans de l'eau non gazeuse)	Mopralpro®	(*IPP*) Traitement des symptômes du RGO (pyrosis, régurgitations acides) chez l'adulte	Hypersensibilité à l'un des constituants Association au nelfinavir	Troubles digestifs Céphalées Flatulences Douleurs abdominales Polypes des glandes fundiques (bénins)
ONDANSÉTRON (comp. orodispersibles/ lyophilisat oral, suppositoires, films orodispersibles, sol. inj. pour voie IV)	Sétofilm® Zophren®	(*Antiémétique*) Prévention et traitement des nausées et vomissements (chimiothérapie...)	Association à l'apomorphine Phénylcétonurie (si présence d'aspartame)	Céphalées Bouffées de chaleur Constipation Possibles : hoquet, hypotension...
ORLISTAT (gélules, à prendre immédiatement avant, pendant ou jusqu'à 1 h après chacun des repas principaux)	Xenical®	(*Inhibiteur des lipases gastrointestinales*) Traitement adjuvant de l'obésité (IMC $\geq$ 30 kg/m^2) et du surpoids avec facteurs de risque	Hypersensibilité à l'un des constituants Syndrome de malabsorption chronique Cholestase Allaitement...	Selles impérieuses Gaz avec suintements Incontinence fécale Céphalées Hypoglycémies Anxiété...
ORNITHINE (poudre pour sol. buv. et sol. entérale)	Cétornan®	(*Acide aminé*) Adjuvant de la nutrition chez le sujet dénutri ou en situation d'hypercatabolisme	Phénylcétonurie en raison de la présence d'aspartam	Possibles épisodes diarrhéiques (liés à l'hyperalimentation entérale)

DCI	PRINCEPS	INDICATIONS	CONTRE-INDICATIONS	EFFETS INDÉSIRABLES
OSÉLTAMIVIR (gélules/existe en poudre pour susp. buv.)	Ébilfumin® Tamiflu®	(*Antiviral*) Traitement et prophylaxie de la grippe en cas de pandémie officiellement déclarée	Hypersensibilité à l'un des constituants	Céphalées Nausées, vomissements Dyspepsie Insomnies Toux…
OXALIPLATINE (sol. à diluer pour perf. IV/ seule une sol. glucosée à 5 % doit être utilisée comme diluant)	Éloxatine®	(*Agent antinéoplasique*) Traitement des cancers du côlon au stade III ou colorectaux métastatiques	IRS/allaitement Insuffisance médullaire ou neuropathie sensitive périphérique avant le 1er cycle de traitement	Troubles digestifs Mucite Neutropénie Thrombopénie Neuropathie périphérique sensitive aiguë…
OXCARBAZÉPINE (comp. pelliculés, à prendre pendant ou en dehors des repas/peuvent être cassés en 2 pour faciliter la prise/existe en sol. buv.)	Trileptal®	(*Antiépileptique*) Traitement des crises d'épilepsies partielles avec ou sans généralisation secondaire	Hypersensibilité à l'un des constituants ou à l'eslicarbazépine	Somnolences Céphalées Vertiges Diplopie Nausées Vomissements…
OXÉTORONE (comp. pelliculés sécables/ répartir les doses au repas du soir et au coucher)	Nocertone®	(*Antimigraineux*) Traitement de fond de la migraine	Hypersensibilité à l'un des constituants	Possible somnolence en début de traitement Fréquence inconnue : manifestations extrapyramidales…

DCI	PRINCEPS	INDICATIONS	CONTRE-INDICATIONS	EFFETS INDÉSIRABLES
OXOMÉMAZINE (sol. buv. et sirop/privilégier les prises vespérales en raison de l'effet sédatif, surtout en début de traitement)	Humex Toux sèche Oxomémazine® Toplexil®	(*Antihistaminique*) Traitement symptomatique des toux non productives gênantes	Risque de rétention urinaire liée à des troubles urétroprostatiques/de glaucome par fermeture d'angle…	Possibles : somnolence, constipation, hypotension orthostatique, vertiges…
OXYBUTYNINE (comp. sécables/non recommandé chez l'enfant < 5 ans/ne convient pas pour l'incontinence urinaire due à l'effort)	Ditropan®	(*Antispasmodique urinaire*) Incontinence urinaire Impériosité urinaire Pollakiurie Énurésie nocturne	Colite ulcéreuse sévère Occlusion ou atonie intestinale Myasthénie Iléus paralytique Mégacôlon toxique…	Xérostomie Nausées Constipation Céphalées Somnolence Sécheresse de la peau…
OXYCODONE (comp. LP, gélules/ne pas écraser : risque de surdosage/existe en sol. inj., en sol. buv., en comp. orodispersibles)	OxyContin LP® OxyNorm®	(*Analgésique opioïde/palier III*) Traitement des douleurs sévères notamment d'origine cancéreuse	BPCO, asthme et dépression respiratoire sévères Iléus paralytique Allaitement Enfants < 18 ans…	Constipation Somnolence Sensations vertigineuses Céphalées Nausées Vomissements…
OXYCODONE + NALOXONE (comp. LP, à prendre pendant ou en dehors des repas/ne pas écraser : risque de surdosage)	Oxsynia®	(*Analgésique opioïde + antagoniste des morphinomimétiques/palier III*) Douleurs sévères qui ne répondent pas aux autres analgésiques opioïdes	BPCO, asthme et dépression respiratoire sévères Iléus paralytique IH modérée à sévère Cœur pulmonaire…	Constipation Somnolence Sensations vertigineuses Céphalées Nausées Vomissements Hyperhidrose…

DCI	PRINCEPS	INDICATIONS	CONTRE-INDICATIONS	EFFETS INDÉSIRABLES
OXYTOCINE (sol. inj./voie IVL, idéalement avec une pompe à perf. à vitesse variable)	Syntocinon®	(*Hormone posthypophysaire*) Insuffisance des contractions utérines en début et au cours du travail…	Dystocies Troubles cardiovasculaires Prédisposition à l'embolie amniotique *Placenta prævia…*	Céphalées Nausées Vomissements Hypotension et tachycardie immédiates transitoires…
PACLITAXEL (sol. à diluer et poudre pour susp. inj. en perf. IV)	Abraxane® Pazenir®	(*Agent antinéoplasique*) Traitement du cancer du sein, de l'ovaire, du sarcome de Kaposi, du CBNPC avancé…	Hypersensibilité à l'un des constituants Infections graves non contrôlées Neutropénie < 1 500/mm^3 Allaitement	Myélosuppression Thrombocytopénie Troubles digestifs Alopécie Neurotoxicités Hypotension…
PALMIER DE FLORIDE (extrait du fruit de) (gélules, à prendre pendant un repas/la durée maximale du traitement est limitée à 6 mois)	Permixon® Prodinan® Séréprosta®	(*Médicament utilisé dans l'HBP*) Traitement des troubles mictionnels modérés liés à l'HBP	Hypersensibilité à l'un des constituants	Céphalées Douleurs abdominales Peu fréquents : nausées, rash, augmentation des transaminases…
PALONOSÉTRON (sol. inj. par voie IV, à injecter 30 min avant la chimiothérapie)	Aloxi®	(*Antiémétique*) Prévention des nausées et vomissements aigus associés aux chimiothérapies anticancéreuses	Hypersensibilité à l'un des constituants	Céphalées Constipation Vertiges Peu fréquents : xérostomie, hoquet…

DCI	PRINCEPS	INDICATIONS	CONTRE-INDICATIONS	EFFETS INDÉSIRABLES
PANTOPRAZOLE (comp. gastrorésistants à avaler 1 h avant un repas, sans les écraser/ existe en poudre pour sol. inj. IV)	Eupantol® Inipepsia® Inipomp® Pantozol Control®	(*IPP*) RGO Œsophagites par RGO Prévention des UGD induits par les AINS	Hypersensibilité à l'un des constituants et aux benzimidazoles substitués	Polypes des glandes fundiques (bénins) Peu fréquents : troubles digestifs, céphalées, vertiges…
PARACÉTAMOL (surdosage dès 10 g en une seule prise chez l'adulte avec risque de nécrose hépatique irréversible/nombreuses formes galéniques)	Algodol® Claradol® Dafalgan® Doliprane® Dolko® Efféralgan® Géluprane® Panadol® Perfalgan®	(*Antalgique/ antipyrétique*) Traitement symptomatique des douleurs légères et modérées et des états fébriles (palier I)	Hypersensibilité à l'un des constituants IHS Enfants < 6 ans (pour les comp.)	Si surdosage : douleurs abdominales, nausées, vomissements, anorexie, pâleur, apparaissant généralement dans les 24 premières heures
PARACÉTAMOL + CHLORPHÉNAMINE (gélules et comp., à avaler telles quelles avec une boisson/ne pas dépasser 4 gélules par jour/privilégier les prises vespérales)	Fervexrhume® HumexLib®	(*Antalgique antipyrétique + antihistaminique*) Traitement symptomatique des rhumes, rhinites, rhinopharyngites et des états grippaux	IH/enfant < 15 ans Risque de glaucome par fermeture d'angle Risque de rétention urinaire liée à des troubles urétroprostatiques	Possibilité de : somnolence, hypotension orthostatique, vertiges, tremblements, confusion mentale…

DCI	PRINCEPS	INDICATIONS	CONTRE-INDICATIONS	EFFETS INDÉSIRABLES
PARACÉTAMOL + ACIDE ASCORBIQUE + PHÉNIRAMINE (poudre et granulés pour sol. buv. en sachet/la durée maximale du traitement est de 5 jours)	Doli État grippal® Fervex® HumexLib État grippal®	(*Antalgique antipyrétique + antihistaminique + vitamine C*) Traitement symptomatique des rhumes, rhinites et des états grippaux	IH/enfant < 15 ans Risque de glaucome par fermeture d'angle Risque de rétention urinaire liée à des troubles urétroprostatiques	Possibles : somnolences, constipation, hypotension orthostatique, vertiges, tremblements...
PARACÉTAMOL + CODÉINE (comp. sécables ou non, comp. effervescents sécables, gélules/la durée du traitement ne doit pas dépasser 3 jours)	Algisédal® Claradol Codéine® CoDoliprane® Dafalgan Codéine® Klipal Codéine® Lindilane®	(*Antalgique antipyrétique + antalgique opioïde/ palier II*) Douleurs aiguës d'intensité modérée non soulagées par un palier I	IHS Asthme Insuffisance respiratoire Allaitement L'âge minimum requis dépend du dosage...	Liés à la codéine, possibles : constipation, nausées, vomissements, somnolence...
PARACÉTAMOL + CAFÉINE + CODÉINE (comp., à avaler tels quels avec un verre d'eau/espacer les prises de 6 h/6 comp. par jour maximum)	Norcoda® Prontalgine®	(*Antalgique antipyrétique + stimulant central + antalgique opioïde/ palier II*) Douleurs aiguës de l'adulte, d'intensité modérée	Enfants et adolescents IHS Asthme Insuffisance respiratoire Allaitement Métaboliseurs CYP2D6 ultrarapides...	Du même type que ceux des autres opiacés mais plus rares et modérés : constipation, nausées, vomissements, somnolence...

DCI	PRINCEPS	INDICATIONS	CONTRE-INDICATIONS	EFFETS INDÉSIRABLES
PARACÉTAMOL + OPIUM (gélules, à prendre telles quelles avec un grand verre d'eau/espacer les prises de 4 à 6 h)	Izalgi®	(*Antalgique antipyrétique + analgésique opiacé*) Traitement symptomatique de la douleur aiguë d'intensité modérée à intense	Enfants < 15 ans IHS/allaitement Asthme, insuffisance respiratoire Association à la nalbuphine...	Peu fréquents : insomnie, somnolence Si surdosage : nausées, vomissements, constipation, dépression respiratoire...
PARACÉTAMOL + CAFÉINE + OPIUM (gélules, à avaler telles quelles avec un grand verre d'eau/espacer les prises d'au moins 4 h/existe en suppositoires)	Lamaline®	(*Antalgique antipyrétique + stimulant central + antalgique opioïde/palier II*) Douleurs d'intensité modérée à intense	Enfants < 15 ans IHS/allaitement Asthme, insuffisance respiratoire Association à la buprénorphine...	Possibles : insomnie, somnolence Si surdosage : nausées, vomissements, constipation, dépression respiratoire...
PARACÉTAMOL + TRAMADOL (comp. pelliculés, à avaler sans les mâcher/espacer les prises de 6 h/existe en comp. effervescents)	Ixprim® Zaldiar®	(*Antalgique antipyrétique + analgésique opioïde/palier II*) Douleurs d'intensité modérée à intense	IHS Épilepsie non contrôlée Association aux IMAO Intoxication aiguë par l'alcool, les hypnotiques, les opioïdes...	Nausées Vomissements Sensations vertigineuses Somnolence Xérostomie Céphalées...
PAROXÉTINE (comp. pelliculés sécables, à prendre en 1 prise le matin, pendant le petit déjeuner/à avaler plutôt qu'à croquer/existe en susp. buv.)	Déroxat®	(*Antidépresseur*) Épisode dépressif majeur TOC Trouble panique Stress post-traumatique Phobie sociale...	Hypersensibilité à l'un des constituants Association aux IMAO, à la thioridazine ou la pimozide	Troubles digestifs Céphalées Somnolence Xérostomie Tremblements Hyperhidrose...

DCI	PRINCEPS	INDICATIONS	CONTRE-INDICATIONS	EFFETS INDÉSIRABLES
PÉMÉTREXED (poudre pour sol. à diluer, pour perf. IV de 10 min/ prévoir une surveillance de la NFS...)	Alimta®	(*Agent antinéoplasique*) Mésothéliome pleural malin CBNPC	Hypersensibilité à l'un des constituants Allaitement Vaccin antiamaril	Dépression médullaire Trouble digestif Éruptions cutanées Alopécie Fatigue...
PENTOXIFYLLINE (comp. LP, à prendre de préférence au cours d'un repas, sans les croquer)	Pentoflux LP®	(*Vasodilatateur*) Claudication intermittente des AOMI (stade 2) Déficit pathologique cognitif et neurosensoriel chronique du sujet âgé	Hypersensibilité à l'un des constituants Phase aiguë de l'IDM Hémorragie en cours ou risque hémorragique majeur	Possibles : troubles digestifs, gastralgies Rarement : céphalées, vertiges...
PÉRINDOPRIL (comp. sécables ou non/une prise quotidienne le matin avant le repas)	Coversyl®	(*Antihypertenseur/IEC*) Hypertension artérielle Insuffisance cardiaque symptomatique Maladie coronaire stable (réduction du risque)	ATCD d'angio-œdème lié à la prise d'un IEC 2e et 3e trimestres de la grossesse Association aux sacubitril/valsartan...	Troubles digestifs Céphalées Asthénie Hypotension Acouphènes Vertiges...
PÉRINDOPRIL + INDAPAMIDE (comp. pelliculés/1 prise quotidienne le matin avant le repas)	Bipreterax® Paratérax® Prétérax® Préterval®	(*Antihypertenseur/IEC + diurétique*) Traitement de l'hypertension artérielle essentielle de l'adulte	Hypersensibilité à l'un des constituants ou aux IEC Patients dialysés IC décompensée non traitée...	Troubles digestifs Céphalées Asthénie Hypotension Acouphènes Vertiges...

DCI	PRINCEPS	INDICATIONS	CONTRE-INDICATIONS	EFFETS INDÉSIRABLES
PÉRINDOPRIL + AMLODIPINE (comp., à prendre 1 fois par jour, de préférence le matin avant le repas)	Amplival® Covéram®	(*Antihypertenseur/IEC + inhibiteur calcique*) Traitement de l'hypertension artérielle essentielle et/ou de la maladie coronaire stable	ATCD d'angio-œdème lié à la prise d'un IEC Hypotension sévère État de choc 2e et 3e trimestres de la grossesse...	Troubles digestifs Céphalées Asthénie Hypotension Acouphènes Vertiges...
PEROXYDE DE BENZOYLE (gel pour application locale, sur une peau propre et sèche/ se laver les mains après utilisation)	CuraspotAqua® Cutacnyl® Pannogel®	(*Antiacnéique à usage topique*) Acné vulgaire	Hypersensibilité à l'un des constituants	Sécheresse cutanée Érythème Desquamation Sensation de brûlure cutanée...
PÉTHIDINE (sol. inj. en ampoule/voie IVL ou IM profonde/l'antidote est la naloxone)	Péthidine Renaudin®	(*Analgésique opioïde/ palier III*) Douleurs intenses ou rebelles aux antalgiques de niveau plus faible	IHS/HTIC et traumatisme crânien États convulsifs Intoxication alcoolique aiguë et *delirium tremens* Allaitement...	Nausées Vomissements Constipation Hypotension orthostatique Tachycardie...
PHLOROGLUCINOL (comp. orodispersibles, à dissoudre dans un verre d'eau ou à laisser fondre sous la langue)	Spasfon Lyoc® Spasmocalm®	(*Antispasmodique*) Douleurs liées aux troubles fonctionnels du tube digestif et des voies biliaires Coliques néphrétiques...	Hypersensibilité à l'un des composants Phénylcétonurie (présence d'aspartame)	Manifestations cutanéomuqueuses et allergiques : éruptions, rarement prurit et urticaire...

DCI	PRINCEPS	INDICATIONS	CONTRE-INDICATIONS	EFFETS INDÉSIRABLES
PHLOROGLUCINOL + TRIMÉTHY-LPHLOROGLUCINOL (comp./existe en sol. inj. et en suppositoires)	Spasfon®	(*Antispasmodique*) Pour Spasfon Lyoc®/ Spasmocalm® et Spasfon® : – douleurs liées aux troubles fonctionnels du tube digestif et des voies biliaires – coliques néphrétiques – manifestations spasmodiques douloureuses en gynécologie…	Hypersensibilité à l'un des constituants Allergie au blé (pour le comprimé)	Manifestations cutanéomuqueuses et allergiques : éruptions, rarement prurit et urticaire…
PHOLCODINE (sirop/espacer les prises de 4 h minimum)	Biocalyptol® Dimétane®	(*Antitussif*) Traitement symptomatique des toux non productives gênantes	Insuffisance respiratoire Asthme/allaitement Enfant < 30 mois Association à l'oxybate de sodium ATCD de convulsions	Rarement : constipation, somnolences, vertiges, nausées, vomissements…
PINAVÉRIUM (comp. pelliculés, à prendre pendant les repas, sans les croquer/respecter la position assise jusqu'à 30 min après la prise)	Dicétel®	(*Spasmolytique*) Douleurs/troubles du transit/inconfort intestinal, liés aux troubles fonctionnels intestinaux	Hypersensibilité à l'un des constituants	Risque de dysphagie, d'œsophagite voire d'ulcération digestive haute en cas de non-respect des recommandations

DCI	PRINCEPS	INDICATIONS	CONTRE-INDICATIONS	EFFETS INDÉSIRABLES
PIPÉRACILLINE + TAZOBACTAM (poudre pour sol. pour perf. IV, à passer en 30 min)	Tazocilline®	(*Antibiotique*) Traitement des infections bactériennes à germes sensibles	Allergie à la classe des pénicillines ou à toute autre bêtalactamine (carbapénèmes, céphalosporines…)	Troubles digestifs Céphalées Insomnies Rash/prurit Candidose…
PIRACÉTAM (comp. pelliculés sécables ou non, à prendre en entier, pendant ou en dehors des repas/existe en sol. buv.)	Nootropyl®	(*Psychostimulant*) Déficit pathologique cognitif et neurosensoriel chronique du sujet âgé Vertiges et dyslexie	IRS ou terminale Hémorragie cérébrale Chorée de Huntington (aggravation des symptômes)	Nervosité Hyperkinésie Prise de poids Peu fréquents : asthénie…
PIROXICAM (comp. dispersibles, à prendre pendant un repas, tel quel ou dissous dans un verre d'eau/existe en gélules, suppositoires et sol. inj. IM)	Feldène® Feldène dispersible®	(*AINS*) Arthrose Polyarthrite rhumatoïde Spondylarthrite ankylosante	Association aux autres AINS ou aux anticoagulants UGD ou ATCD d'UGD IHS, IRS, ICS Enfant < 15 ans…	Troubles digestifs Douleurs abdominales Stomatites Hématémèse Mélæna Ulcères peptiques…
POSACONAZOLE (comp. gastrorésistants, à prendre pendant ou en dehors des repas, sans les écraser/existe en sol. buv. et en sol. pour perf.)	Noxafil®	(*Antimycosique/dérivé triazolé*) Traitement et prophylaxie de certaines infections fongiques de l'adulte	Association aux alcaloïdes de l'ergot de seigle Association à la simvastatine, au cisapride…	Troubles digestifs Neutropénie Hypokaliémie ASAT/ALAT augmentées Céphalées…

POV – POV

DCI	PRINCEPS	INDICATIONS	CONTRE-INDICATIONS	EFFETS INDÉSIRABLES
POVIDONE IODÉE (collyre en récipient unidose/ laisser agir le produit pendant 2 min, puis rincer avec du sérum physiologique)	Bétadine® 5 %	(*Antiseptique*) Antisepsie cutanée périoculaire et conjonctivale avant une chirurgie oculaire	Association aux collyres contenant du mercure Injection intraoculaire ou périoculaire Prématurés	Possible coloration résiduelle jaune de la conjonctive Rares : hyperhémie conjonctivale...
POVIDONE IODÉE (sol. pour application cutanée/à utiliser pure sur la peau saine et diluer pour les plaies et les brûlures superficielles)	Bétadine® Dermique 10 %	(*Antiseptique*) Antisepsie des plaies ou brûlures superficielles et peu étendues, de la peau du champ opératoire	Désinfection du matériel médicochirurgical Nouveau-né < 1 mois 2e et 3e trimestres de la grossesse/allaitement si traitement prolongé	Coloration brune de la peau Possibles réactions cutanées locales Possible surcharge iodée sur le long terme...
POVIDONE IODÉE (sol. pour application cutanée/pour la détersion des plaies souillées, utiliser le produit dilué au tiers/pour le lavage des mains, utiliser le produit pur)	Bétadine® Scrub 4 %®	(*Savon antiseptique*) Nettoyage et traitement d'appoint dans les affections de la peau Lavage antiseptique préopératoire et des mains des soignants	Désinfection du matériel chirurgical Nouveau-né < 1 mois 2e et 3e trimestres de la grossesse/allaitement si traitement prolongé	Possibles : sécheresse cutanée, coloration brune et transitoire de la peau, dermite de contact...
POVIDONE IODÉE + ÉTHANOL (sol. pour application cutanée/respecter un temps de séchage d'au moins 30 s)	Bétadine® Alcoolique 5 %	(*Antiseptique*) Antisepsie de la peau saine avant acte de petite chirurgie Préparation du champ opératoire	Peau lésée Nouveau-né < 1 mois 2e et 3e trimestres de la grossesse/allaitement si traitement prolongé	Possibles : sécheresse cutanée, coloration brune et transitoire de la peau, dermite de contact...

DCI	PRINCEPS	INDICATIONS	CONTRE-INDICATIONS	EFFETS INDÉSIRABLES
PRAMIPEXOLE (comp. sécables ou non, comp. LP/à prendre pendant ou en dehors des repas, sans les écraser)	Mirapexin® Opryméa® Sifrol®	(*Antiparkinsonien*) Maladie de Parkinson idiopathique Syndrome idiopathique des jambes sans repos	Hypersensibilité à l'un des constituants	Nausées Dyskinésies Hypotension Somnolence Céphalées...
PRASUGREL (comp. pelliculés, à prendre pendant ou en dehors des repas, sans les écraser)	Éfient® Prafsia®	(*Antiagrégant plaquettaire*) Prévention des événements athérothrombotiques	Saignement pathologique avéré ATCD d'AVC ou d'AIT IHS (classe C de Child-Pugh)	Anémie Hématome Épistaxis Hémorragie gastrointestinale...
PRAVASTATINE (comp. sécables ou non, à prendre pendant ou en dehors des repas, en 1 seule prise, de préférence le soir)	Élisor® Vasten®	(*Hypocholestérolémiant*) Hypercholestérolémies Dyslipidémies mixtes Hyperlipidémies post-transplantation...	Affection hépatique évolutive Grossesse, allaitement Association avec l'acide fusidique	Peu fréquent : céphalées, troubles digestifs, prurit, insomnies...
PRAZÉPAM (comp./la durée du traitement doit être aussi courte que possible et comporter une phase d'arrêt progressif/existe en sol. buv. en goutte)	Lysanxia®	(*Anxiolytique/ benzodiazépine*) Manifestations anxieuses sévères et/ou invalidantes *Delirium tremens*	Insuffisance respiratoire sévère Apnée du sommeil IHS, aiguë ou chronique Myasthénie	Somnolences Sensations ébrieuses Céphalées Asthénie Xérostomie Arthralgies...

DCI	PRINCEPS	INDICATIONS	CONTRE-INDICATIONS	EFFETS INDÉSIRABLES
PREDNISOLONE (comp. orodispersibles, à laisser fondre dans la bouche ou à déliter dans un verre d'eau/existe en comp. effervescents et en sol. buv.)	Solupred®	(*Glucocorticoïde/ anti-inflammatoire et immunomodulateur*) Poussées évolutives de maladies systémiques Certaines urticaires aiguës...	Infections à l'exclusion des indications spécifiées Phénylcétonurie (présence d'aspartam) États psychotiques non contrôlés Vaccins vivants...	Possibles : ostéoporose, UGD, diminution de la tolérance au glucose, insomnie, atrophie musculaire, hypokaliémie...
PREDNISONE (comp. sécables ou non, à avaler avec un peu d'eau au cours du repas)	Cortancyl®	(*Glucocorticoïde/ anti-inflammatoire et immunomodulateur*) Hépatite chronique active auto-immune Traitement antiémétique en cancérologie...	Vaccins vivants Infections à l'exclusion des indications spécifiées Certaines viroses en évolution (herpès...) États psychotiques non contrôlés	Euphorie Insomnie Excitation Possibles : ostéoporose, UGD, diminution de la tolérance au glucose...
PRÉGABALINE (gélules, à prendre pendant ou en dehors des repas/existe en sol. buv.)	Lyrica®	(*Antiépileptique*) Douleurs neuropathiques Épilepsie Trouble anxieux généralisé	Hypersensibilité à l'un des constituants	Somnolence Étourdissement Céphalées Troubles digestifs Arthralgies...
PRISTINAMYCINE (comp. pelliculés, à prendre au moment des repas/ils peuvent être écrasés pour faciliter la prise, mélangés à un excipient sucré)	Pyostacine®	(*Antibiotique/ streptogramine [synergistine]*) Traitement des infections bactériennes à germes sensibles	Allergie aux autres synergistines Association à la colchicine/allaitement Allergie au blé (autre que la maladie cœliaque)...	Vomissements Diarrhées Pesanteur gastrique Colites pseudomembraneuses ou aiguës hémorragiques...

DCI	PRINCEPS	INDICATIONS	CONTRE-INDICATIONS	EFFETS INDÉSIRABLES
PROGESTÉRONE (capsules molles ou capsules molles vaginales/pour la voie orale, préférer une prise au coucher à distance du repas)	Estima® Utrogestan®	(*Progestérone*) Préménopause Dysovulation Mastopathies bénignes Insuffisance ovarienne…	Hypersensibilité à l'un des constituants Altérations graves de la fonction hépatique	Voie orale, possibles : somnolences, sensations vertigineuses fugaces, 1 à 3 h après ingestion…
PROPAFÉNONE (comp. pelliculés sécables, à avaler sans les croquer, avec un liquide)	Rythmol®	(*Antiarythmique*) Traitement et prévention des troubles du rythme ventriculaires documentés…	IDM < 3 mois Hypotension sévère Cirrhose BPCO sévère Myasthénie grave Hypokaliémie…	Étourdissements Troubles de la conduction cardiaque Palpitations Troubles digestifs Céphalées…
PROPOFOL (émulsion inj. par voie IV, en bolus ou en perf.)	Diprivan®	(*Anesthésique général*) Induction et entretien de l'anesthésie générale Sédation lors de gestes chirurgicaux…	Hypersensibilité à l'un des constituants, le soja ou l'arachide Enfant < 16 ans pour la sédation en USI Allaitement	Hypotension Bradycardie Céphalées Nausées Vomissements Apnée transitoire…
PROPRANOLOL (comp. sécables ou non, gélules LP/ne pas interrompre le traitement brutalement chez les patients présentant une cardiopathie ischémique)	Avlocardyl®	(*Bêtabloquant*) HTA Prophylaxie des crises d'angor d'effort Traitement de fond de la migraine…	BPCO et asthme IC non contrôlée Bradycardie Hypotension artérielle Prédisposition à l'hypoglycémie…	Asthénie Bradycardie Insomnies Syndrome de Raynaud Peu fréquents : troubles digestifs…

DCI	PRINCEPS	INDICATIONS	CONTRE-INDICATIONS	EFFETS INDÉSIRABLES
PROPRANOLOL (sol. inj. en ampoule pour voie IV)	Karnodyl®	(*Bêtabloquant*) Traitement d'urgence de certaines tachycardies sympaticodépendantes et de certains troubles du rythme	BPCO et asthme IC non contrôlée Bradycardie Hypotension artérielle Prédisposition à l'hypoglycémie...	Asthénie Bradycardie Insomnies Syndrome de Raynaud Refroidissement des extrémités...
PROTAMINE (sol. inj. pour voie IVL/ une administration trop rapide peut engendrer une hypotension...)	Protamine Choay®	(*Antidote des héparines*) Neutralisation instantanée de l'action anticoagulante de l'héparine	Hypersensibilité à la protamine	Risque de survenue d'une hypertension pulmonaire aiguë, de réactions anaphylactiques...
PYRANTEL (comp./existe en susp. buv./ dans l'oxyurose, il faut en plus imposer des mesures d'hygiène rigoureuse et traiter l'entourage)	Combantrin® Helmintox®	(*Antihelmintique*) Traitement de l'ascaridiose, de l'oxyurose et de l'ankylostomiase	Hypersensibilité à l'un des constituants	Rares : troubles digestifs, anorexie, augmentation faible et transitoire des transaminases...
QUÉTIAPINE (comp. LP, à prendre au moins 1 h avant un repas, sans les écraser)	Xéroquel LP®	(*Antipsychotique atypique*) Traitement de la schizophrénie Trouble bipolaire Trouble dépressif majeur	Association aux inhibiteurs du cytochrome P450 3A4 tels la protéase du VIH, les antifongiques azolés, l'érythromycine...	Somnolences Sensations vertigineuses Céphalées Xérostomie Symptôme de sevrage à l'arrêt du traitement...

DCI	PRINCEPS	INDICATIONS	CONTRE-INDICATIONS	EFFETS INDÉSIRABLES
QUINAPRIL (comp. pelliculés sécables, à prendre pendant ou en dehors des repas)	Acuitel®	(*Antihypertenseur/IEC*) Hypertension artérielle Insuffisance cardiaque congestive	2e et 3e trimestres de la grossesse ATCD d'angio-œdème lié aux IEC Association aux sacubitril/valsartan…	Céphalées Sensations vertigineuses Nausées, vomissements Toux, rhinites Fatigue Myalgies…
QUINAPRIL + HYDROCHLOROTHIAZIDE (comp. pelliculés sécables à prendre en 1 prise quotidienne)	Acuilix®	(*Antihypertenseur/IEC + diurétique*) Hypertension artérielle après échec d'une monothérapie par IEC	2e et 3e trimestres de la grossesse ATCD d'angio-œdème lié aux IEC Anurie ou IRS Encéphalopathie hépatique…	Vertiges Céphalées Somnolence Troubles digestifs Toux Hyperkaliémie…
RABÉPRAZOLE (comp. gastrorésistants, à avaler sans les mâcher pendant ou en dehors des repas)	Pariet®	(*Antisécrétoire/IPP*) Traitement de l'UGD, des œsophagites par RGO Éradication de *Helicobacter pylori*…	Hypersensibilité à l'un des constituants Grossesse Allaitement	Céphalées Diarrhées Flatulences Xérostomie Asthénie Rash…
RACÉCADOTRIL (gélules, à prendre de préférence au début des repas/existe en poudre orale)	DiarFix® Tiorfan® Tiorfanor® Tiorfast®	(*Antidiarrhéique*) Traitement symptomatique des diarrhées aiguës de l'adulte	Hypersensibilité à l'un des constituants	Céphalées Peu fréquents : rash, érythèmes…

DCI	PRINCEPS	INDICATIONS	CONTRE-INDICATIONS	EFFETS INDÉSIRABLES
RALOXIFÈNE (comp. pelliculés/la posologie recommandée est d'1 comp. par jour, à prendre pendant ou en dehors des repas)	Évista® Optruma®	(*MoSARE*) Traitement et prévention de l'ostéoporose chez la femme ménopausée	IH, IRS Femmes en âge de procréer, saignement génital inexpliqué TVP, EP, thrombose veineuse rétinienne	Céphalées, migraines Bouffées de chaleur Nausées, vomissements Syndrome grippal Augmentation de la pression artérielle…
RAMIPRIL (comp. sécables ou non, à prendre pendant ou en dehors des repas, au même moment de la journée, sans les écraser)	Triatec®	(*Antihypertenseur/IEC*) HTA Néphropathie glomérulaire IC symptomatique…	ATCD d'angio-œdème 2e et 3e trimestres de la grossesse Association aux sacubitril/valsartan Patients hypotendus…	Céphalées Étourdissements Troubles digestifs Toux sèche Hypotension Myalgie…
RAMIPRIL + HYDROCHLOROTHIAZIDE (comp., à prendre au même moment de la journée, sans les écraser)	Cotriatec®	(*Antihypertenseur/IEC + diurétique*) Traitement de l'hypertension artérielle après échec d'une monothérapie	ATCD d'angio-œdème IRS, IHS 2e et 3e trimestres de la grossesse/allaitement Encéphalopathie hépatique…	Céphalées Étourdissements Toux sèche Asthénie Élévation de la glycémie, de l'uricémie…
RANITIDINE (comp. effervescents et comp. pelliculés, à prendre pendant ou en dehors des repas/existe en sol. inj.)	Azantac®	(*Antiacide gastrique*) UGD évolutif/RGO Œsophagite par RGO Syndrome de Zollinger-Ellison	Hypersensibilité à l'un des constituants Phénylcétonurie (présence d'aspartam)	Peu fréquents : douleurs abdominales, constipation, nausées Rares : éruptions cutanées…

DCI	PRINCEPS	INDICATIONS	CONTRE-INDICATIONS	EFFETS INDÉSIRABLES
RASAGILINE (comp., à prendre pendant ou en dehors des repas, en 1 prise quotidienne)	Azilect®	(*Antiparkinsonien/IMAO*) Traitement de la maladie de Parkinson idiopathique chez l'adulte	IHS Association avec un autre IMAO, à la péthidine, le millepertuis	Céphalées Dépression Vertiges Syndrome grippal Rhinite Mictions impérieuses...
RÉMIFENTANIL (poudre pour sol. inj. ou pour perf./voie IV uniquement)	Ultiva®	(*Anesthésique opioïde*) Induction et/ou entretien de l'anesthésie générale Analgésie de l'adulte en USI	Voie péridurale ou intrathécale Utilisation en monothérapie durant l'induction	Hypotension Nausées Vomissements Rigidité des muscles du squelette...
RÉPAGLINIDE (comp. sécables ou non/ administration préprandiale : pas plus de 30 min avant)	NovoNorm®	(*Agent hypoglycémiant/ insulinotrope*) Traitement du diabète de type 2, en complément d'un régime et de l'exercice physique	Diabète de type 1 Acidocétose diabétique, avec ou sans coma IHS Association au gemfibrozil	Hypoglycémie Douleurs abdominales Diarrhées Possibles nausées Très rares : constipation, vomissements...

DCI	PRINCEPS	INDICATIONS	CONTRE-INDICATIONS	EFFETS INDÉSIRABLES
RIBAVIRINE (comp. pelliculés, à prendre en 2 prises, matin et soir, au moment des repas, sans les écraser/existe en gélules et sol. buv.)	Copégus® Rébétol®	(*Antiviral*) Traitement de l'hépatite C chronique (HCC) en association avec d'autres médicaments	Grossesse Allaitement Hémoglobinopathie Pathologie cardiaque sévère	Anémie Céphalées Vertiges Troubles digestifs Neutropénie...
RILMÉNIDINE (comp./la posologie recommandée est d'1 comp. par jour, le matin, au début du repas)	Hypérium®	(*Antihypertenseur*) Hypertension artérielle	Hypersensibilité à l'un des constituants États dépressifs graves IRS	Céphalées Palpitations/vertiges Gastralgies Xérostomie...
RILUZOLE (comp. pelliculés et susp. buv./la posologie quotidienne recommandée chez l'adulte est de 100 mg)	Rilutek® Téglutik®	(*Inhibiteur de processus glutamatergiques*) Traitement destiné à retarder le recours à la VMA chez les personnes atteintes de SLA	Hypersensibilité à l'un des constituants Maladie hépatique Grossesse Allaitement	Anomalies des paramètres biologiques hépatiques Asthénie Céphalées Troubles digestifs...
RISÉDRONATE (comp. pelliculés ou gastrorésistants, à prendre 1 fois par semaine, immédiatement après le petit déjeuner, sans les croquer/ne pas s'allonger dans les 30 min qui suivent)	Actonel®	(*Bisphosphonate/ antiostéoclastique*) Ostéoporose chez la femme ménopausée et chez l'homme à haut risque de fracture	Hypersensibilité à l'un des constituants Grossesse Allaitement IRS Hypocalcémie	Douleurs abdominales Dyspepsie Nausées Douleurs musculo-squelettiques Céphalées...

DCI	PRINCEPS	INDICATIONS	CONTRE-INDICATIONS	EFFETS INDÉSIRABLES
RISPÉRIDONE (comp. pelliculés sécables ou non, à prendre pendant ou en dehors des repas/existe en sol. buv.)	Risperdal®	(*Neuroleptique*) Traitement de la schizophrénie, des épisodes maniaques dans le trouble bipolaire...	Hypersensibilité à l'un des constituants	Parkinsonisme Sédation Somnolence Céphalées Insomnies Troubles digestifs...
RISPÉRIDONE (poudre et solvant pour susp. inj. IM LP en seringue préremplie/1 administration toutes les 2 semaines)	RisperdalConsta LP®	(*Neuroleptique*) Traitement d'entretien de la schizophrénie	Hypersensibilité à l'un des constituants	Insomnie Anxiété Céphalées Infections des voies respiratoires hautes Parkinsonisme...
RITONAVIR (comp. pelliculé, à prendre pendant les repas, sans les écraser/existe en susp. buv.)	Norvir®	(*Antirétroviral*) Traitement des patients infectés par le VIH-1	Maladies hépatiques décompensées Association aux millepertuis, à l'alfuzosine, à l'acide fusidique...	Céphalées Vertiges Toux Troubles digestifs Arthralgies Asthénie...
RIVAROXABAN (comp. pelliculés, à avaler pendant ou en dehors des repas/peuvent être écrasés si nécessaire)	Xarelto®	(*Anticoagulant*) Prévention des événements athérothrombotiques chez les patients adultes	Saignement évolutif cliniquement significatif Grossesse, allaitement Association aux autres anticoagulants...	Épistaxis Hémorragie du tractus gastrointestinal Troubles digestifs Céphalées...

DCI	PRINCEPS	INDICATIONS	CONTRE-INDICATIONS	EFFETS INDÉSIRABLES
RIVASTIGMINE (gélules, à prendre entières, en 2 prises quotidiennes, le matin et le soir, au moment des repas/comp. orodispersibles à faire fondre dans la bouche/existe en sol. buv.)	Exélon® Nimvastid®	(*Psychoanaleptique*) Traitement symptomatique de la maladie d'Alzheimer/ d'une démence dans la maladie de Parkinson	Hypersensibilité à l'un des constituants ou aux autres dérivés des carbamates	Troubles digestifs Céphalées Vertiges Somnolence Hyperhidrose Tremblements…
RIVASTIGMINE (dispositif transdermique, à appliquer 1 fois par jour, sur une peau propre et sèche, sans pilosité, non lésée/éviter la cuisse ou l'abdomen)	Exélon®	(*Psychoanaleptique*) Traitement symptomatique de la maladie d'Alzheimer	Hypersensibilité à l'un des constituants ou aux autres dérivés des carbamates	Réactions cutanées au site d'application Troubles digestifs Céphalées Rash…
RIZATRIPTAN (comp. orodispersibles à placer sous la langue, ou simple à avaler sans les croquer/ne pas utiliser à titre prophylactique/à prendre de préférence en dehors des repas)	Maxalt® MaxaltLyo®	(*Antimigraineux*) Traitement aigu de la phase céphalalgique des crises de migraine chez l'adulte, avec ou sans aura	Association aux IMAO IHS, IRS ATCD d'AVC, d'AIT HTA modérée ou sévère HTA légère non contrôlée Maladie coronarienne avérée…	Étourdissements Somnolences Asthénie Céphalées Palpitations Troubles digestifs Xérostomie…

DCI	PRINCEPS	INDICATIONS	CONTRE-INDICATIONS	EFFETS INDÉSIRABLES
ROPINIROLE (comp. pelliculés, LP ou non, à prendre pendant les repas, sans les écraser)	Adartrel® Réquip® (... LP®)	(*Antiparkinsonien*) Maladie de Parkinson Traitement symptomatique du syndrome des jambes sans repos	Hypersensibilité à l'un des constituants IRS IH	Hallucinations Somnolences Dyskinésies Nausées Vomissements Pyrosis...
ROPIVACAÏNE (sol. inj. en ampoule/existe en sol. pour perf. en poche)	Naropéine®	(*Anesthésique local*) Anesthésie chirurgicale Traitement de la douleur aiguë	Allergie aux anesthésiques locaux à liaison amide Hypovolémie Anesthésie paracervicale obstétricale et régionale IV...	Hypotension Nausées Vomissements Céphalées Vertiges Oligurie Douleurs dorsales...
ROSUVASTATINE (comp. pelliculés, à prendre pendant ou en dehors des repas)	Crestor®	(*Hypocholestérolémiant*) Traitement des hypercholestérolémies Prévention des événements cardiovasculaires	Affection hépatique évolutive/IRS Myopathie Grossesse, allaitement Association à la ciclosporine...	Constipation Douleurs abdominales Nausées Céphalées Myalgies Asthénie...

DCI	PRINCEPS	INDICATIONS	CONTRE-INDICATIONS	EFFETS INDÉSIRABLES
ROXITHROMYCINE (comp. pelliculés, à prendre de préférence avant un repas/ existe en comp. sécables pour susp. buv.)	Rulid®	(*Antibiotique/macrolide*) Traitement de certaines infections bactériennes à germes sensibles	Allergie aux macrolides Femme qui allaite un enfant traité par cisapride Association au cisapride, à la colchicine, à l'ergotamine	Troubles digestifs Gastralgie Céphalées Sensations vertigineuses Rash...
RUPATADINE (comp., à prendre pendant ou en dehors des repas/existe en sol. buv.)	Carupi® Murtipa® Wystamm®	(*Antihistaminique*) Traitement symptomatique de la rhinite allergique et de l'urticaire chez l'adulte et l'adolescent (> 12 ans)	Hypersensibilité à l'un des constituants	Somnolence Céphalées Vertiges Xérostomie Sensations de fatigue Asthénie...
SALBUTAMOL (sol. pour inhalation pour nébuliseur en récipient unidose/la durée de la séance est de 10-20 min environ/ existe en flacon pressurisé)	Ventoline®	(*Bronchodilatateur*) Asthmes aigus graves Poussées aiguës des BPCO de l'adulte	Hypersensibilité à l'un des constituants	Tachycardie Céphalées Tremblements Peu fréquents : palpitations, irritation de la bouche...
SAXAGLIPTINE (comp. pelliculés, à prendre sans les couper, pendant ou en dehors d'un repas)	Onglyza®	(*Antidiabétique*) Contrôle de la glycémie chez le patient adulte atteint de diabète de type 2	Hypersensibilité à l'un des constituants ou à tout inhibiteur de la DPP4	Infection des voies respiratoires supérieures Infection du tractus urinaire Céphalées Troubles digestifs...

DCI	PRINCEPS	INDICATIONS	CONTRE-INDICATIONS	EFFETS INDÉSIRABLES
SÉLÉGILINE (comp. sécables, à prendre en 1 prise le matin, ou en 2 prises, au petit déjeuner et au déjeuner)	Déprényl®	(*Antiparkinsonien*) Traitement de la maladie de Parkinson	UGD Association aux neuroleptiques antiémétiques, à la péthidine, aux IMAO, aux sympathomimétiques...	Vertiges Céphalées Nausées Bradycardie Légère augmentation des enzymes hépatiques...
SERTACONAZOLE (ovules, à introduire le soir en position allongée/une application unique renouvelée si besoin 7 jours plus tard)	Candazol® Monazol®	(*Antifongique*) Traitement des infections à *Candida* de la muqueuse vaginale	Hypersensibilité à l'un des constituants ou aux imidazolés Utilisation de préservatifs ou de diaphragmes en latex	Rarement : sensations de brûlures, exacerbation du prurit, possibilité d'allergie
SERTRALINE (gélules, à prendre pendant le repas, 1 fois par jour, le matin ou le soir/ne pas interrompre brutalement le traitement)	Zoloft®	(*Antidépresseur/ISRS*) Épisodes dépressifs majeurs TOC ESPT...	Hypersensibilité à l'un des constituants Association aux IMAO et au pimozide	Troubles digestifs Xérostomie Céphalées Sensations vertigineuses Hyperhidrose Tremblements...
SÉVÉLAMER (comp. pelliculés, à prendre obligatoirement pendant les repas, sans les écraser/existe en poudre pour susp. buv.)	Renvéla®	(*Agent chélateur de phosphate*) Traitement de l'hyperphosphorémie chez l'adulte atteint d'IRC...	Hypersensibilité à l'un des constituants Hypophosphorémie Occlusion intestinale	Troubles digestifs Douleurs abdominales hautes Constipation Dyspepsie Flatulences...

DCI	PRINCEPS	INDICATIONS	CONTRE-INDICATIONS	EFFETS INDÉSIRABLES
SÉVÉLAMER (comp. pelliculés, à prendre obligatoirement pendant les repas, sans les écraser)	Rénagel®	(*Agent chélateur de phosphate*) Traitement de l'hyperphosphorémie chez l'adulte en hémodialyse ou dialyse péritonéale	Hypersensibilité à l'un des constituants Hypophosphorémie Occlusion intestinale	Troubles digestifs Douleurs abdominales hautes Constipation Dyspepsie Flatulences…
SÉVOFLURANE (liquide pour inhalation par vapeur)	Sévorane®	(*Anesthésique halogéné*) Anesthésie générale par inhalation, pour l'induction et l'entretien	Prédisposition génétique à l'hyperthermie maligne Allergie aux agents halogénés Patient chez qui l'anesthésie générale est contre-indiquée	Hypotension Nausées Vomissements Bradycardie Toux Hypothermie…
SILDÉNAFIL (comp. pelliculés et films orodispersibles, à prendre 1 fois par jour, environ 1 h avant une activité sexuelle)	Cétinor® Viagra® Vizarsin® Xybilun®	(*Troubles de l'érection*) Troubles de l'érection chez l'homme adulte	Association aux dérivés nitrés, au nitrite d'amyle IHS/ATCD d'AVC et d'IDM/hypotension Troubles cardiovasculaires sévères…	Céphalées Rougeurs de la face Dyspepsie Cyanopsie Congestion nasale Sensations vertigineuses Nausées…

DCI	PRINCEPS	INDICATIONS	CONTRE-INDICATIONS	EFFETS INDÉSIRABLES
SILDÉNAFIL (comp. pelliculés, à prendre pendant ou en dehors des repas)	Balcoga® Grandipam® Révatio®	(*Vasodilatateur*) Traitement de l'HTAP	Association aux dérivés nitrés, au nitrite d'amyle, kétoconazole, ritonavir… IHS ATCD d'AVC et d'IDM Hypotension sévère	Céphalées Bouffées congestives Diarrhées Dyspepsie Douleurs des extrémités Xérostomie…
SILODOSINE (gélules, à prendre pendant un repas, sans les ouvrir ou les mâcher)	Silodyx® Urorec®	(*Agent relaxant des muscles lisses du bas appareil urinaire*) Traitement des signes et symptômes de l'HBP chez l'adulte	Hypersensibilité à l'un des constituants	Troubles de l'éjaculation Sensations vertigineuses Hypotension orthostatique Congestion nasale Diarrhées…
SIMVASTATINE (comp. pelliculés sécables ou non/peuvent être administrés le soir en 1 prise unique)	Zocor®	(*Hypocholestérolémiant*) Hypercholestérolémie en complément d'un régime adapté Prévention cardiovasculaire	Affection hépatique évolutive ou élévation prolongée inexpliquée des transaminases Grossesse Allaitement…	Rares : anémie, céphalées, vertiges, troubles digestifs, hépatite…
SITAGLIPTINE (comp. pelliculés, à prendre pendant ou en dehors des repas)	Januvia® Xélévia®	(*Agent hypoglycémiant*) Amélioration du contrôle de la glycémie chez les patients diabétiques adultes de type 2	Hypersensibilité à l'un des constituants	Hypoglycémie Céphalées Peu fréquents : étourdissements, constipation…

DCI	PRINCEPS	INDICATIONS	CONTRE-INDICATIONS	EFFETS INDÉSIRABLES
SODIUM (OXYDATE DE) (sol. buv., à diluer avec de l'eau, et à prendre au coucher puis 2 h 30 à 4 h après/espacer la 1re prise du dîner d'au moins 2-3 h)	Xyrem®	(*Agent dépresseur du SNC*) Narcolepsie chez les patients adultes présentant une cataplexie	Dépression majeure Déficit en succinate-semi-aldéhyde déshydrogénase Association aux opiacés ou aux barbituriques	Sensations vertigineuses Troubles digestifs Céphalées Troubles de l'attention Hyperhidrose Énurésie nocturne...
SOLIFÉNACINE (comp. pelliculés, à prendre pendant ou en dehors des repas, sans les croquer)	Vésicare®	(*Antispasmodique urinaire*) Incontinence urinaire par impériosité et/ou pollakiurie en cas d'hyperactivité vésicale	Rétention urinaire Affection gastrointestinale sévère Myasthénie Glaucome par fermeture de l'angle/IHS...	Sécheresse buccale Vision floue Constipation Nausées Dyspepsie Douleurs abdominales...
SORAFÉNIB (comp. pelliculés, à prendre de préférence en dehors des repas)	Nexavar®	(*Agent antinéoplasique*) Carcinome hépatocellulaire, rénal, thyroïdien différencié	Hypersensibilité à l'un des constituants	Troubles digestifs Alopécie Infections, fatigue Syndrome main-pied (érythrodysesthésie palmoplantaire)...
SOTALOL (comp. sécables/ne pas interrompre brutalement le traitement : risque de troubles du rythme graves, d'IDM...)	Sotalex®	(*Antiarythmique*) Prévention des récidives des tachycardies ventriculaires et supraventriculaire	Asthme et BPCO IC non contrôlée Choc cardiogénique Angor de Prinzmetal IRS Acidose métabolique...	Troubles digestifs Bradycardie ECG anormal Dyspnée Céphalées Vertiges...

DCI	PRINCEPS	INDICATIONS	CONTRE-INDICATIONS	EFFETS INDÉSIRABLES
SPIRAMYCINE (comp. pelliculés, à avaler tels quels avec un verre d'eau)	Rovamycine 3 M. UI®	(*Antibiotique*) Traitement des infections bactériennes à germes sensibles	Hypersensibilité à l'un des constituants Enfant < 6 ans car la forme galénique peut entraîner une fausse route	Paresthésies occasionnelles et transitoires Troubles digestifs Éruptions cutanées Urticaire...
SPIRAMYCINE + MÉTRONIDAZOLE (comp. pelliculés, à prendre pendant les repas)	Bi Missilor® Birodogyl® Rodogyl®	(*Antibiotiques/macrolide + imidazolé*) Traitement préventif et curatif des infections bactériennes en odontostomatologie	Hypersensibilité à l'un des constituants ou aux imidazolés Enfants < 15 ans	Troubles digestifs Paresthésies occasionnelles et transitoires Céphalées Vertiges...
SPIRONOLACTONE (comp. sécables/il est possible d'écraser les comp. pour les personnes ayant des troubles de la déglutition)	Aldactone®	(*Diurétique épargneur de potassium*) Hyperaldostéronisme HTA essentielle Œdème et ascite de l'IC IC stade III ou IV (NYHA)	IR modérée ou sévère IH terminale Hyperkaliémie Maladie d'Addison Association au mitotane...	Possibles : gynécomastie, intolérance digestive, somnolence, hépatite, IRA...
SPIRONOLACTONE + ALTIZIDE (comp. sécables/le suivi des patients devra comporter un ionogramme sanguin)	Aldactazine®	(*Association de 2 diurétiques*) HTA Œdèmes d'origine rénale, cardiaque et hépatique	IRS ou aiguë IH terminale Hyperkaliémie Maladie d'Addison Hypercalcémie importante...	Possibles : gynécomastie, intolérance digestive, somnolence, hépatite, IRA...

DCI	PRINCEPS	INDICATIONS	CONTRE-INDICATIONS	EFFETS INDÉSIRABLES
SUCRALFATE (comp. sécables et susp. buv. en sachet, à prendre 1 h avant un repas, ou 2 h après le repas du soir, au coucher)	Kéal® Ulcar®	(*Anti-ulcéreux*) Ulcères gastriques et duodénaux évolutifs Traitement d'entretien des ulcères duodénaux	Hypersensibilité à l'un des constituants Prématurés et nouveau-nés dysmatures	Constipation Peu fréquents : xérostomie, nausées Rarement : vomissements…
SUFENTANIL (sol. inj./la dépression respiratoire induite par le sufentanil peut persister en période postopératoire)	Sufenta®	(*Anesthésique opioïde*) Induction et entretien d'une anesthésie générale Analgésie postopératoire, obstétricale, chirurgicale…	Allergie aux morphiniques Association aux agonistes-antagonistes morphiniques Voie IV pendant l'accouchement…	Sédation Prurit Nausées Vomissements Contractions musculaires Céphalées Vertiges…
SULFAMÉTHOXAZOLE + TRIMÉTHOPRIME (cotrimoxazole) (comp., à prendre de préférence au cours des repas/existe en sol. buv. et sol. inj. pour perf.)	Bactrim® Bactrim forte®	(*Antibiotiques/sulfamide + diaminopyrimidine*) Traitement des infections bactériennes à germes sensibles	Prématurés et nouveau-nés Association au méthotrexate Atteinte sévère du parenchyme hépatique IRS…	Nausées Vomissements Transaminases élevées Augmentation de la créatinine sérique Érythème Prurit…
SULPIRIDE (comp. sécables ou gélules/ existe en sol. buv.)	Dogmatil®	(*Neuroleptique*) États psychotiques aigus et chroniques Traitement de courte durée de l'anxiété de l'adulte…	Tumeurs prolactinodépendantes Phéochromocytome Porphyrie aiguë Association à l'hydroxyzine…	Somnolence Constipation Hyperprolactinémie Galactorrhée Prise de poids Parkinsonisme…

DCI	PRINCEPS	INDICATIONS	CONTRE-INDICATIONS	EFFETS INDÉSIRABLES
SUMATRIPTAN (comp. pelliculés sécables, à avaler entiers/existe en sol. inj. SC et sol. pour pulvérisation nasale/ne pas utiliser en prophylaxie)	Imigrane® Imiject®	(*Antimigraineux/ vasoconstricteur des artères carotidiennes*) Traitement de la crise de migraine avec ou sans aura	Pathologie cardiaque ischémique ATCD d'IDM, d'AVC, d'AIT IHS, HTA modérée ou sévère…	Dysgueusie Somnolences Vertiges Sensation de lourdeur Nausées Vomissements…
SUMATRIPTAN (sol. inj. SC en seringue préremplie/ne pas utiliser en prophylaxie)	Imiject®	(*Antimigraineux/ vasoconstricteur des artères carotidiennes*) Traitement de la crise d'algie vasculaire de la face	Pathologie cardiaque ischémique ATCD d'IDM, d'AVC, d'AIT IHS, HTA modérée ou sévère…	Dysgueusie Somnolences Vertiges Sensation de lourdeur Nausées Vomissements…
SUNITINIB (gélules, à prendre pendant ou en dehors des repas)	Sutent®	(*Agent antinéoplasique*) Tumeur stromale gastrointestinale et neuroendocrine du pancréas/cancer du sein métastatique	Hypersensibilité à l'un des constituants	Troubles digestifs Céphalées Sensations vertigineuses Insomnies Leucopénie Hypertension…
TACROLIMUS (gélules, à prendre de préférence 1 h avant ou 2 h après un repas/les gélules et comp. LP doivent être avalés entiers/existe en sol. pour perf. et en granulés pour susp. buv.)	Adoport® Advagraf® Envarsus® Modigraf® Prograf®	(*Immunosuppresseur*) Prévention du rejet du greffon chez les transplantés hépatiques, rénaux ou cardiaques Traitement du rejet de l'allogreffe résistant à un autre traitement	Hypersensibilité à l'un constituant ou à d'autres macrolides	Tremblements Céphalées Diarrhées, nausées Hyperkaliémie Hyperglycémie Insomnies Leucopénie Infections…

DCI	PRINCEPS	INDICATIONS	CONTRE-INDICATIONS	EFFETS INDÉSIRABLES
TACROLIMUS (pommade/traitement d'attaque : 2 applications par jour/traitement d'entretien : 2 applications par semaine)	Protopic® Takrozem®	(*Préparation dermatologique à visée immunosuppressive*) Traitement de la dermatite atopique de l'enfant et de l'adulte en cas d'échec des autres traitements	Hypersensibilité à l'un des constituants ou aux macrolides	Brûlures et prurit au site d'application Hyperesthésie Intolérance à l'alcool ingéré (rougissement facial...) Infections cutanées...
TADALAFIL (comp. pelliculés, à prendre au maximum 1 fois par jour, au moins 30 min avant un rapport sexuel)	Cialis® Kronalis® Quator®	(*Troubles de l'érection*) Traitement de la dysfonction érectile chez l'homme adulte	Association aux dérivés nitrés IDM < 90 jours Angor instable IC ≥ classe II (NYHA) AVC < 6 mois...	Céphalées Dyspepsies Douleurs dorsales Myalgies Congestion nasale Bouffées vasomotrices...
TADALAFIL (comp. pelliculés, à prendre pendant ou en dehors des repas)	Adcirca®	(*Agent vasodilatateur des vaisseaux pulmonaires*) Traitement de l'HTAP	IDM < 3 mois Hypotension sévère Association aux stimulateurs de la guanylate cyclase Perte de la vision d'un œil liée à une NOIAN	Céphalées Nausées Douleurs dorsales Dyspepsie Bouffées vasomotrices Myalgies Congestion nasale...
TAMOXIFÈNE (comp. pelliculés)	Nolvadex®	(*Agent antinéoplasique/ antiestrogène*) Traitement du carcinome mammaire	Hypersensibilité à l'un des constituants Grossesse Allaitement	Paresthésies Cataractes Angio-œdèmes Arthralgies Céphalées...

DCI	PRINCEPS	INDICATIONS	CONTRE-INDICATIONS	EFFETS INDÉSIRABLES
TAMSULOSINE (microgranules LP en gélule, à prendre à la fin d'un repas/ne pas mâcher)	Josir LP® Mécir LP® Omexel LP® Omix LP®	(*Agent relaxant du muscle lisse de la prostate et de l'urètre*) Traitement symptomatique de l'HBP	ATCD d'hypotension orthostatique ATCD d'angio-œdème lié à la tamsulosine IHS	Étourdissements Troubles de l'éjaculation Peu fréquents : céphalées, nausées…
TELMISARTAN (comp. pelliculés, à prendre pendant ou en dehors des repas, en 1 prise quotidienne)	Micardis® Pritor®	(*Antihypertenseur/ ARA II*) Traitement de l'hypertension artérielle essentielle chez l'adulte	2e et 3e trimestres de la grossesse Obstruction biliaire IHS…	Peu fréquents : insomnies, vertiges, diarrhées, vomissements…
TELMISARTAN + HYDROCHLOROTHIAZIDE (comp., à prendre pendant ou en dehors des repas/1 prise par jour)	MicardisPlus® PritorPlus®	(*Antihypertenseur/ARA II + diurétique*) Traitement de l'hypertension artérielle essentielle	Allergie aux sulfamides Hypokaliémie réfractaire Hypercalcémie Cholestase et obstruction biliaire IHS, IRS…	Sensations vertigineuses Peu fréquents : hypokaliémie, diarrhées, hypotension, xérostomie…
TÉMOZOLOMIDE (gélules, à prendre à jeun, sans les ouvrir et sans les mâcher/ peuvent être accompagnées d'un traitement antiémétique)	Temodal® Temomedac®	(*Agent antinéoplasique*) Traitement des glioblastomes multiformes ou des astrocytomes anaplasiques	Hypersensibilité à l'un des constituants ou à la dacarbazine Myélosuppression sévère	Nausées Vomissements Constipation Anorexie Céphalées Alopécie…

DCI	PRINCEPS	INDICATIONS	CONTRE-INDICATIONS	EFFETS INDÉSIRABLES
TÉNOFOVIR (comp. pelliculés, à prendre 1 fois par jour, au milieu d'un repas/peuvent exceptionnellement être délités dans 100 mL d'eau/ existe en granulés)	Enosito® Viread®	(*Antirétroviral*) Traitement des adultes et adolescents infectés par le VIH-1 ou le VHB	Hypersensibilité à l'un des constituants	Troubles digestifs Vertiges Céphalées Rash Asthénie Hypophosphatémie...
TÉRAZOSINE (comp./1 prise le soir, au coucher, à cause du risque d'hypotension orthostatique et de perte de connaissance)	Dysalfa® Hytrine®	(*Agent vasodilatateur périphérique*) Traitement symptomatique de l'HBP	Hypersensibilité à l'un des constituants ATCD d'hypotension orthostatique	Fréquence indéterminée : hypotension orthostatique, céphalées, troubles digestifs...
TERBINAFINE (comp. sécables, à prendre 1 fois par jour, de préférence au milieu d'un repas)	Fungster® Lamisil®	(*Antifongique*) Onychomycoses Dermatophyties cutanées Candidoses cutanées	Hypersensibilité à l'un des constituants Maladie hépatique chronique ou active IRS	Nausées Diarrhées Céphalées Arthralgie Rash, urticaire...
TERBINAFINE (crème/1 application par jour, après avoir nettoyé et séché la zone concernée/existe en sol. pour pulvérisation cutanée)	Lamisil 1 %®	(*Antifongique topique*) Dermatophyties Candidoses *Pityriasis versicolor*	Hypersensibilité à l'un des constituants	Desquamation de la peau Prurit Peu fréquents : lésion de la peau, croûte...

DCI	PRINCEPS	INDICATIONS	CONTRE-INDICATIONS	EFFETS INDÉSIRABLES
TERBINAFINE (crème/1 application par jour pendant 1 semaine, après avoir nettoyé et séché la zone concernée/existe en sol. pour pulvérisation cutanée)	Lamisilate® Lamisilate monodose®	(*Antifongique topique*) Traitement des intertrigos interdigitoplantaires ou pied d'athlète	Hypersensibilité à l'un des constituants	Desquamation de la peau Prurit Peu fréquents : lésion de la peau, croûte…
TERBUTALINE (sol. pour inhalation par nébuliseur/compléter le remplissage de la cuve du nébuliseur avec du sérum physiologique)	Bricanyl®	(*Bronchodilatateur*) Traitement symptomatique des asthmes aigus graves, poussées aiguës des BPCO	Hypersensibilité à l'un des constituants	Céphalées Tremblements des extrémités Tachycardie Palpitations Hypokaliémie…
TERLIPRESSINE (sol. inj./voie IV stricte : une extravasation peut entraîner une nécrose cutanée)	Glypressine® Haemopressin® Variquel®	(*Antihypertenseur portal/contraction du muscle lisse œsophagien*) Traitement d'urgence des RVO/syndrome hépatorénal de type I (critères IAC)	Hypersensibilité à l'un des constituants Choc d'origine septique Grossesse	Céphalées Bradycardie HTA Diarrhées transitoires Vasoconstriction périphérique Crampes abdominales…

DCI	PRINCEPS	INDICATIONS	CONTRE-INDICATIONS	EFFETS INDÉSIRABLES
TÉTRABÉNAZINE (comp. sécables/effectuer une titration pour déterminer la dose la plus appropriée à chaque patient)	Tetmodis® Xénazine®	(*Agent hypokinétique*) Mouvements anormaux liés à la maladie de Huntington Hémiballisme	Dépression mal contrôlée ou état de crise suicidaire Association aux IMAO IH/allaitement Maladie de Parkinson Association à la réserpine	Dépression Somnolences Parkinsonisme Hypersialorrhée Tremblements Possibles : troubles digestifs…
THALIDOMIDE (gélules, à prendre de préférence le soir en une prise unique, sans les ouvrir ou les mâcher)	Thalidomide Accord®/Celgène®	(*Antitumoral*) Traitement de 1re ligne des patients de plus de 65 ans présentant un myélome multiple non traité	Femmes enceintes ou en âge de procréer Patients masculins dans l'incapacité de respecter les mesures de contraception exigées	Somnolence Vertiges Leucopénie Constipation Anémie Paresthésie…
THIAMPHÉNICOL (comp. enrobés/existe en poudre et solvant pour préparation inj. SC, IM, IV)	Thiophénicol®	(*Antibiotique/phénicolé*) Infections bactériennes à germes sensibles	Allergie aux phénicolés ATCD d'insuffisance médullaire Nourrisson < 6 mois IRS Allaitement	Fréquence indéterminée : anémie, leucopénie, thrombocytopénie, pancytopénie…

DCI	PRINCEPS	INDICATIONS	CONTRE-INDICATIONS	EFFETS INDÉSIRABLES
THIOCOLCHICOSIDE (comp./traitement limité à 7 jours consécutifs)	Miorel®	(*Myorelaxant*) Traitement d'appoint des contractures musculaires douloureuses en pathologie rachidienne aiguë à partir de 16 ans	Hypersensibilité à l'un des constituants ou à la colchicine Grossesse/absence de contraception Allaitement	Diarrhées Gastralgies Somnolence Peu fréquents : nausées, vomissements…
THIOCOLCHICOSIDE (sol. inj. IM en ampoule/ traitement limité à 5 jours consécutifs)	Coltramyl® Miorel®	(*Myorelaxant*) Traitement d'appoint des contractures musculaires douloureuses en pathologie rachidienne aiguë à partir de 16 ans	Hypersensibilité à la colchicine Grossesse/allaitement Trouble de l'hémostase ou traitement anticoagulant en cours	Diarrhées Gastralgies Somnolence Peu fréquents : nausées, vomissements…
THIOPENTAL (poudre pour sol. inj. IV)	Thiopental Médipha®/ Panpharma®	(*Anesthésique général/ barbiturique*) Induction et entretien de l'anesthésie générale IV	Obstruction respiratoire Asthme aigu grave Porphyrie Hypersensibilité aux barbituriques	Hypotension artérielle Arythmies cardiaques Dépression respiratoire Nausées, vomissements postopératoires…
TIANEPTINE (comp. enrobés, à prendre au début des principaux repas)	Stablon®	(*Antidépresseur*) Épisodes dépressifs majeurs	Hypersensibilité à l'un des constituants Enfants < 15 ans	Céphalées, nausées Constipation Somnolence Vertiges Xérostomie…

DCI	PRINCEPS	INDICATIONS	CONTRE-INDICATIONS	EFFETS INDÉSIRABLES
TIAPRIDE (comp. sécables/en cas d'hyperthermie inexpliquée, suspendre le traitement : risque de syndrome malin des neuroleptiques/existe en sol. buv. et inj.)	Tiapridal®	(*Antipsychotique*) États d'agitation et d'agressivité Chorée sévère dans la maladie de Huntington Maladie des tics de Gilles de La Tourette	Phéochromocytome Tumeur prolactinodépendante connue ou suspectée Association à l'hydroxyzine, au citalopram...	Parkinsonisme Céphalées Vertiges Somnolence Asthénie Insomnies Agitation...
TIBOLONE (comp./la posologie est d'1 comp. par jour, de préférence à la même heure)	Livial®	(*Estrogène*) THS des symptômes de déficit en estrogène chez les femmes ménopausées depuis plus d'1 an	Cancer du sein ou tumeur maligne estrogénodépendante ATCD d'accident thromboembolique veineux ou artériel...	Douleurs pelviennes Augmentation de la pilosité Prurit génital Prise de poids Candidoses vaginales...
TICLOPIDINE (comp. pelliculés, à prendre pendant les repas/surveillance de la NFS au cours du traitement)	Ticlid®	(*Antiagrégant plaquettaire*) Prévention des complications thrombotiques artérielles et des accidents ischémiques majeurs	UGD, AVC hémorragique en phase aiguë ATCD de troubles hématologiques Hémopathies comportant un allongement du temps de saignement...	Céphalées Sensations vertigineuses Diarrhées Nausées Augmentation des transaminases Neutropénies...
TIGÉCYCLINE (poudre pour sol. pour perf. IV, à passer en 30 à 60 min chez l'adulte)	Tygacil®	(*Antibiotique*) Infections compliquées de la peau et des tissus mous et intra-abdominales	Hypersensibilité à l'un des constituants ou aux tétracyclines	Troubles digestifs Céphalées Sensations vertigineuses Augmentation des transaminases...

DCI	PRINCEPS	INDICATIONS	CONTRE-INDICATIONS	EFFETS INDÉSIRABLES
TIMOLOL (collyre en sol./le passage systémique peut être réduit par la fermeture des paupières pendant 3 à 5 min)	Geltim LP® Ophtim® Timabak® Timo-COMOD® Timoptol® (... LP®)	(*Antiglaucomateux*) Hypertonie intraoculaire Glaucome chronique à angle ouvert	BPCO/asthme IC non contrôlée Choc cardiogénique Angor de Prinzmetal Bradycardie Hypotension...	Possibles : sécheresse oculaire, larmoiements, picotements, conjonctivite, ptosis...
TINZAPARINE (sol. inj. en seringue préremplie/voie SC/ne pas injecter dans la zone autour du nombril/ne pas purger la bulle d'air)	Innohep®	(*Anticoagulant/HBPM*) Traitement des thromboses veineuses et de la maladie thromboembolique	ATCD de TIH de type II Hémorragie majeure active ou pathologies y prédisposant Endocardite septique...	Hémorragies Anémie consécutive à une hémorragie Réactions sur le site d'injection...
TIOTROPIUM (poudre pour inhalation en gélule, à utiliser avec le dispositif HandiHaler®/1 prise par jour)	Spiriva®	(*Bronchodilatateur/ anticholinergique*) Traitement bronchodilatateur continu chez les patients atteints de BPCO	Hypersensibilité à l'un des constituants, à l'atropine ou ses dérivés	Sécheresse buccale Peu fréquents : céphalées, étourdissements, toux, vision trouble
TIROFIBAN (sol. pour perf./voie IV/ médicament réservé à l'usage hospitalier)	Agrastat®	(*Antiagrégant plaquettaire*) Prévention de l'infarctus du myocarde chez l'adulte à risque	ATCD d'AVC hémorragique Thrombopénie Troubles de la coagulation IHS/HTA maligne...	Céphalées Nausées Hématomes Saignements occultes dans les selles ou les urines...

DCI	PRINCEPS	INDICATIONS	CONTRE-INDICATIONS	EFFETS INDÉSIRABLES
TIXOCORTOL (susp. nasale/1 à 2 pulvérisations dans chaque narine, 2 à 4 fois par jour/ agiter avant emploi)	Pivalone®	(*Corticoïde local*) Manifestation inflammatoire et allergique du rhinopharynx	Épistaxis Infection virale ou fongique de la muqueuse nasale Traumatisme nasal récent	Fréquence indéterminée : sécheresse nasale, rhinalgie, épistaxis, œdème de la face, vision floue...
TOBRAMYCINE (collyre en sol./la fermeture des paupières pendant 2 min après instillation réduit le passage systémique/existe en pommade ophtalmique)	Tobrabact® Tobrex®	(*Antibiotique/aminoside*) Traitement antibactérien local des conjonctivites, des kératites et des ulcères cornéens	Hypersensibilité à l'un des constituants	Hyperhémie oculaire Gêne oculaire Peu fréquents : céphalées, vision trouble, prurit oculaire...
TOBRAMYCINE + DEXAMÉTHASONE (collyre en susp./la fermeture des paupières pendant 2 min réduit le passage systémique/ espacer l'instillation d'un autre collyre de 5 min)	TobraDex® Todexal®	(*Antibiotique [aminoside] + corticoïde*) Traitement local anti-inflammatoire et antibactérien	Kératite due à *Herpes simplex* Maladies fongiques des structures oculaires Infections de la cornée due aux virus de la vaccine, varicelle...	Peu fréquents : douleur oculaire, augmentation de la PIO, irritation oculaire, prurit oculaire...
TOLTÉRODINE (comp. pelliculés/une origine organique de l'impériosité doit être recherchée avant tout traitement)	Détrusitol®	(*Antispasmodique*) Traitement symptomatique de l'incontinence urinaire par impériosité et/ou de la pollakiurie Hyperactivité vésicale	Rétention urinaire Mégacôlon toxique Rectocolite hémorragique sévère Myasthénie Glaucome à angle fermé non contrôlé	Céphalées Xérostomie Somnolence Vertiges Vomissements Œdèmes périphériques Rétention urinaire...

DCI	PRINCEPS	INDICATIONS	CONTRE-INDICATIONS	EFFETS INDÉSIRABLES
TOPIRAMATE (comp. pelliculés, à avaler entiers/existe en gélules pouvant être ouvertes et mélangées avec de la nourriture)	Epitomax®	(*Antiépileptique*) Épilepsie partielle Crises tonicocloniques généralisées Prophylaxie de la migraine	Hypersensibilité à l'un des constituants Traitement prophylactique de la migraine chez la femme enceinte	Troubles digestifs Somnolences Sensations vertigineuses Anorexie Nystagmus Bradyphrénie...
TOPOTÉCANE (sol. à diluer pour perf./ voie IV)	Hycamtin® Potactasol®	(*Agent antinéoplasique*) Carcinome métastatique de l'ovaire CBPC	Hypersensibilité à l'un des constituants Allaitement Myélosuppression sévère antérieure au début de la cure	Troubles digestifs Mucites Alopécie Anorexie (parfois sévère) Neutropénie Pyrexie...
TOPOTÉCANE (gélules, à prendre pendant ou en dehors des repas, sans les ouvrir ou les mâcher)	Hycamtin®	(*Agent antinéoplasique*) CPPC	Hypersensibilité à l'un des constituants Allaitement Myélosuppression sévère antérieure au début de la cure	Troubles digestifs Mucites Alopécie Anorexie Neutropénie Pyrexie...

DCI	PRINCEPS	INDICATIONS	CONTRE-INDICATIONS	EFFETS INDÉSIRABLES
TRAMADOL (comp. LP, à prendre sans les mâcher/existe en gélules, en comp. effervescents ou orodispersibles, en sol. inj. IV)	Biodalgic® Contramal® (... LP®) Monoalgic LP® Monocrixo LP® Orozamudol® Takadol® Topalgic® (... LP®) Zamudol LP® Zumalgic®	(*Analgésique opioïde/ palier II*) Traitement des douleurs modérées à sévères de l'adulte et l'enfant > 15 ans	Intoxication aiguë par un produit dépresseur du SNC Association aux IMAO Épilepsie non contrôlée Sevrage dans la toxicomanie Insuffisance respiratoire sévère/IHS Allaitement si traitement au long cours Phénylcétonurie (si présence d'aspartam)	Les plus fréquents : somnolence, vertiges, nausées, constipation, xérostomie, céphalées, hyperhidrose, asthénie...
TRANDOLAPRIL (gélules, à prendre pendant ou en dehors des repas/1 prise quotidienne)	Odrik®	(*Antihypertenseur/IEC*) HTA Prévention secondaire après infarctus du myocarde	Hypersensibilité aux IEC ATCD d'angio-œdème lié aux IEC Association au valsartan 2e et 3e trimestres de la grossesse...	Céphalées Sensations vertigineuses Hypotension Toux Asthénie...
TRAVOPROST (collyre en sol., à instiller de préférence le soir/fermer les paupières après l'instillation réduit le passage systémique)	Leachim® Travatan®	(*Antiglaucomateux*) Réduction de la PIO élevée si hypertonie intraoculaire ou en cas de glaucome à angle ouvert...	Hypersensibilité à l'un des constituants	Hyperémie oculaire Hyperpigmentation de l'iris Sécheresse oculaire Prurit oculaire Irritation oculaire...

DCI	PRINCEPS	INDICATIONS	CONTRE-INDICATIONS	EFFETS INDÉSIRABLES
TRAVOPROST + TIMOLOL (collyre en sol./1 goutte par jour dans l'œil ou les yeux atteints, si possible à la même heure)	DuoTrav®	(*Antiglaucomateux*) Réduction de la PIO élevée si hypertonie intraoculaire ou en cas de glaucome à angle ouvert	Hypersensibilité aux bêtabloquants Asthme ou BPCO sévère IC confirmé Choc cardiogénique Bradycardie sinusale…	Hyperémie oculaire Kératite ponctuée Douleur oculaire Vision floue Prurit oculaire Sécheresse oculaire…
TRÉPROSTINIL (sol. pour perf. continue en voie SC)	Remodulin®	(*Vasodilatateur de la circulation artérielle pulmonaire*) Traitement de l'HTAP idiopathique ou héréditaire	HTAP liée à une maladie veino-occlusive IC congestive due à un dysfonctionnement sévère du ventricule gauche/IHS…	Céphalées Bouffées vasomotrices Troubles digestifs Éruptions cutanées Douleurs de la mâchoire Hypotension…
TRIAMCINOLONE (susp. inj. intra-articulaire)	Hexatrione®	(*Glucocorticoïde*) Arthrite inflammatoire Arthrose en poussée	Infection locale ou générale Troubles sévères de la coagulation Injection intradiscale ou dans les tissus mous	Possibles : céphalées et bouffées vasomotrices, risque d'infection locale, calcifications locales, ruptures tendineuses…
TRIAMCINOLONE (susp. inj. IM, intra-articulaire, intralésionnelle)	Kenacort retard®	(*Glucocorticoïde*) Rhinite allergique saisonnière Arthrite inflammatoire Arthrose en poussée Cicatrices chéloïdes	Usage local : infection locale ou générale, troubles sévères de la coagulation… Usage systémique : vaccins vivants, viroses en évolution…	Infection Céphalées Cataracte Réaction au site d'injection Peu fréquent : ulcère peptique, ostéoporose…

DCI	PRINCEPS	INDICATIONS	CONTRE-INDICATIONS	EFFETS INDÉSIRABLES
TRIMÉBUTINE (comp. pelliculés/réservé à l'adulte/existe en granulés pour susp. buv. et en sol. inj. en ampoule)	Débricalm® Débridat® Transacalm®	(*Antispasmodique musculotrope*) Traitement symptomatique des douleurs liées aux troubles fonctionnels intestinaux	Hypersensibilité à l'un des constituants Enfant < 2 ans Phénylcétonurie (si présence d'aspartam)	Peu fréquents : rash Fréquence indéterminée : prurit, urticaire, éruption maculopapuleuse généralisée…
TRIMÉTAZIDINE (comp. pelliculés, à libération modifiée ou non, à prendre au moment des repas)	Vastarel®	(*Agent anti-ischémique*) Traitement symptomatique de la crise d'angine de poitrine stable insuffisamment contrôlée	Maladie de Parkinson, symptômes parkinsoniens, tremblement, syndrome des jambes sans repos IRS…	Sensations vertigineuses Céphalées Troubles digestifs Rash, prurit Urticaire Asthénie…
TROLAMINE (émulsion pour application cutanée/pour les brûlures, faire pénétrer par un léger massage, renouveler 2 à 4 fois par jour)	Biafine® BiafineAct® Lamiderm®	(*Protecteur cutané*) Traitement des brûlures superficielles et peu étendues Plaies cutanées non infectées	Hypersensibilité à l'un des constituants Plaie hémorragique Lésion infectée	Possibilité de picotements après application Très rare cas d'eczéma de contact
TROSPIUM (comp. enrobés, à prendre entiers avant les repas)	Céris® Trospipharm®	(*Antispasmodique*) Traitement symptomatique de l'incontinence urinaire par impériosité et/ou de la pollakiurie liées à une hyperactivité vésicale	Rétention urinaire Obstruction à l'écoulement de l'urine Affection gastrointestinale sévère Myasthénie grave Tachyarythmie…	Xérostomie Constipation Nausées Dyspepsies Douleurs abdominales Peu fréquents : diarrhées…

DCI	PRINCEPS	INDICATIONS	CONTRE-INDICATIONS	EFFETS INDÉSIRABLES
TROXÉRUTINE (poudre pour sol. buv. en sachet-dose/1 sachet-dose par jour, à prendre de préférence au cours du repas/existe en sol. buv. en ampoule)	Rhéoflux® Veinamitol®	(*Vasculoprotecteur*) Traitement symptomatique de l'insuffisance veinolymphatique et de la crise hémorroïdaire	Hypersensibilité à l'un des constituants	Risque de troubles digestifs Rares cas de nausées cédant spontanément lors de la prise du produit au cours des repas
ULIPRISTAL (comp., à prendre pendant ou en dehors des repas)	Eciraphan® EllaOne®	(*Contraceptif d'urgence*) Contraception d'urgence dans les 120 h (5 jours) suivant un rapport non protégé	Hypersensibilité à l'un des constituants	Céphalées Sensations vertigineuses Nausées, vomissements Myalgie Dysménorrhée...
ULIPRISTAL (comp., à prendre pendant ou en dehors des repas, 1 fois par jour)	Esmya®	(*Modulateur des récepteurs de la progestérone*) Traitement préopératoire ou séquentiel des symptômes modérés à sévères du fibrome utérin chez la femme adulte en âge de procréer	Hypersensibilité à l'un des constituants Grossesse/allaitement Hémorragie génitale d'étiologie inconnue Cancer utérin, cervical, ovarien ou du sein Troubles hépatiques sous-jacents	Épaississement de l'endomètre Bouffées de chaleur Céphalées Vertiges Nausées Prise de poids Acné Fatigue...
URAPIDIL (gélules LP, à prendre pendant ou en dehors des repas)	Eupressyl LP® Médiatensyl LP®	(*Antihypertenseur/ vasodilatateur*) Hypertension artérielle	Hypersensibilité à l'un des constituants	Nausées Vertiges Céphalées Congestion nasale...

DCI	PRINCEPS	INDICATIONS	CONTRE-INDICATIONS	EFFETS INDÉSIRABLES
URAPIDIL (sol. inj. IV)	Eupressyl®	(*Antihypertenseur/ vasodilatateur*) Urgence hypertensive	Sténose de l'isthme aortique ou shunt artérioveineux (sauf shunts artérioveineux des hémodialysés)	Liés à la chute de la pression artérielle : sueurs, céphalées, vertiges, tachycardie...
VALACICLOVIR (comp. pelliculés sécables ou non)	Zélitrex®	(*Antiviral*) Infections à VZV Infections à HSV Infections à CMV	Hypersensibilité à l'un des constituants	Céphalées Troubles digestifs Sensations de vertiges Photosensibilisation...
VALGANCICLOVIR (comp. pelliculés, à prendre sans les broyer, de préférence au cours d'un repas/existe en poudre pour sol. buv.)	Rovalcyte®	(*Antiviral*) Infections à CMV	Hypersensibilité à l'un des constituants ou au ganciclovir Allaitement	Candidoses Neutropénie Céphalées Toux Troubles digestifs...
VALPROATE DE SODIUM (comp. gastrorésistants et comp. pelliculés sécables LP, à prendre sans les écraser, de préférence au cours d'un repas)	Dépakine® Dépakine Chrono®	(*Antiépileptique*) Traitement des épilepsies généralisées et partielles	Grossesse Hépatite aiguë ou chronique Porphyrie hépatique ATCD d'hépatite sévère Troubles connus du cycle de l'urée...	Tremblements Troubles digestifs Anémie Thrombopénie Céphalées Sédation Perte d'audition...

DCI	PRINCEPS	INDICATIONS	CONTRE-INDICATIONS	EFFETS INDÉSIRABLES
VALPROATE DE SODIUM (sol. buv., sirop et granulés LP, pour les personnes ayant des troubles de la déglutition/ existe en sol. inj. IV)	Dépakine® Micropakine LP®	(*Antiépileptique*) Traitement des épilepsies généralisées et partielles Prévention des récidives de crises de convulsions fébriles chez l'enfant	Grossesse Hépatite aiguë ou chronique Porphyrie hépatique ATCD d'hépatite sévère Troubles connus du cycle de l'urée...	Tremblements Troubles digestifs Céphalées Sédation Anémie Hépatopathies Hyponatrémie...
VALPROMIDE (comp. pelliculés gastrorésistants/prévoir une surveillance de la fonction hépatique)	Dépamide®	(*Antiépileptique/ thymorégulateur*) Traitements des épisodes maniaques du trouble bipolaire	Grossesse Hépatite aiguë ou chronique Porphyrie hépatique ATCD d'hépatite sévère Troubles connus du cycle de l'urée...	Tremblements Troubles digestifs Céphalées Sédation Anémie Hépatopathies Hyponatrémie...
VALSARTAN (comp. pelliculés sécables, à prendre pendant ou en dehors des repas/existe en sol. buv. pour l'HTA de l'enfant de 6 à 18 ans)	Nisis® Tareg®	(*Antihypertenseur/ ARA II*) HTA essentielle Post-IDM récent IC en cas d'intolérance aux IEC...	Hypersensibilité à l'un des constituants IHS, cirrhose biliaire et cholestase 2e et 3e trimestres de la grossesse...	Possibles : vertiges, toux, douleurs abdominales, fatigue, hypotension...
VALSARTAN + HYDROCHLOROTHIAZIDE (comp. pelliculés, à prendre pendant ou en dehors des repas)	Cotareg® Nisisco®	(*Antihypertenseur/ARA II + diurétique*) Hypertension artérielle essentielle chez l'adulte	IHS, IRS Cirrhose biliaire Cholestase Hyponatrémie 2e et 3e trimestres de la grossesse...	Peu fréquents : déshydratation, paresthésies, hypotension, myalgies, vision trouble...

DCI	PRINCEPS	INDICATIONS	CONTRE-INDICATIONS	EFFETS INDÉSIRABLES
VANCOMYCINE (poudre pour sol. pour perf./ voie IV/toujours diluer la sol. avant utilisation)	Vancocine® (AMM supprimée)	(*Antibiotique/ glycopeptide*) Infections bactériennes à germes sensibles Prophylaxie périopératoire...	Hypersensibilité à l'un des constituants Voie IM : risque de nécrose	Baisse de la tension artérielle Dyspnée Éruption érythémateuse brusque de la partie supérieure du corps...
VARDÉNAFIL (comp. pelliculés, à prendre 1 fois par jour, environ 25 à 60 min avant toute activité sexuelle/existe en comp. orodispersibles)	Levitra®	(*Agent potentialisateur de l'effet du NO dans les corps caverneux*) Traitement de la dysfonction érectile chez l'homme adulte	IHS/IRT Hypotension AVC ou IDM < 6 mois Troubles héréditaires dégénératifs de la rétine Angor instable...	Céphalées Sensations vertigineuses Dyspepsie Congestion nasale Bouffées vasomotrices...
VENLAFAXINE (gélules et comp. LP, à prendre de préférence pendant un repas, à heure fixe, sans les mâcher)	Effexor LP®	(*Antidépresseur*) Traitement des épisodes dépressifs majeurs, de la phobie sociale, du trouble panique et anxiété généralisée	Hypersensibilité à l'un des constituants Association avec les IMAO irréversibles	Troubles digestifs/ constipation Xérostomie Céphalées Hyperhidrose Insomnies...
VÉRAPAMIL (gélules, comp. LP et comp. pelliculés, à prendre pendant ou juste après le repas, sans les mâcher/existe en sol. inj.)	Isoptine® (... LP®)	(*Antihypertenseur/ antiarythmique*) Hypertension artérielle Traitement de l'angor sous toutes ses formes Prévention secondaire de l'IDM	Choc cardiogénique IC non contrôlée IDM aigu avec complications Hypotension artérielle Enfants...	Céphalées Sensations vertigineuses Nausées Constipation Palpitations Hypotension Flushs...

DCI	PRINCEPS	INDICATIONS	CONTRE-INDICATIONS	EFFETS INDÉSIRABLES
VILDAGLIPTINE (comp., à prendre pendant ou en dehors des repas)	Galvus®	(*Antidiabétique oral insulinotrope*) Traitement du diabète de type 2 chez l'adulte	Hypersensibilité à l'un des constituants	Céphalées Nausées Sensations vertigineuses Tremblements Hypoglycémie…
VINCRISTINE (sol. inj./voie IV stricte : l'administration intrathécale peut être fatale/éviter toute extravasation)	Oncovin®	(*Agent antinéoplasique/ alcaloïde extrait de la pervenche*) Neuroblastome CBPC…	Troubles neuromusculaires préexistants Myélosuppression prononcée IHS…	Neuropathies périphériques Thrombocytose Nausées, vomissements, constipation Alopécie…
VINORELBINE (sol. à diluer pour perf./voie IV stricte/la perf. accidentelle par voie intrathécale peut être fatale)	Navelbine®	(*Agent antinéoplasique/ vinca-alcaloïde*) CPNPC Cancer du sein métastatique	Voie intrathécale Neutrophiles $< 1\,500/mm^3$ Thrombocytes $< 10^5/mm^3$ Vaccin antiamaril Grossesse Allaitement	Neutropénie Anémie Nausées Vomissements Constipation Alopécie…
VINORELBINE (capsules molles, à prendre à la fin d'un repas, sans les mâcher)	Navelbine®	(*Agent antinéoplasique/ vinca-alcaloïde*) CPNPC Cancer du sein métastatique	Pathologie affectant l'absorption de manière importante ATCD de résection chirurgicale de l'estomac ou de l'intestin grêle…	Neutropénie Anémie Nausées Vomissements Constipation Alopécie…

DCI	PRINCEPS	INDICATIONS	CONTRE-INDICATIONS	EFFETS INDÉSIRABLES
VORICONAZOLE (poudre pour sol. pour perf. IV/existe en comp. pelliculés à prendre au moins 1 h avant ou après un repas et en poudre pour susp. buv.)	Vfend®	(*Antifongique triazolé à large spectre*) Aspergilloses invasives Candidémies Infections invasives graves à *Candida*	Association au millepertuis, au sirolimus, aux alcaloïdes de l'ergot de seigle, à la rifampicine, au pimozide...	Troubles de la vision Pyrexie Rash Troubles digestifs Céphalées Œdèmes périphériques...
WARFARINE (comp. sécables, à prendre 1 fois par jour, le soir, pour permettre la modification de la dose en fonction de l'INR/2 dosages différents : 5 mg et 2 mg)	Coumadine®	(*Anticoagulant*) Traitement des TVP et de l'EP ainsi que la prévention de leurs récidives en relais de l'héparine...	Grossesse sauf présence d'une valve cardiaque mécanique Association aux millepertuis IHS...	Manifestations hémorragiques Rare : alopécie Très rare : atteinte hépatique, arthralgies isolées...
ZIDOVUDINE (gélules, sol. buv., sol. à diluer pour perf. IVL)	Rétrovir®	(*Antirétroviral*) Traitement de l'infection par le VIH Prévention de la transmission maternofœtale du VIH	Hypersensibilité à l'un des constituants Troubles hématologiques sévères Nouveau-nés ayant une hyperbilirubinémie	Céphalées Vertiges Troubles digestifs Anémie Neutropénie Leucopénie...
ZOFÉNOPRIL (comp. pelliculés sécables ou non, à prendre pendant ou en dehors d'un repas)	Téoula® Zofénil®	(*Antihypertenseur/IEC*) Hypertension artérielle légère à modérée Infarctus du myocarde en phase aiguë	Angio-œdème héréditaire/idiopathique ou ATCD lié aux IEC IHS 2e et 3e trimestres de la grossesse...	Nausées Vomissements Céphalées Vertiges Toux Fatigue...

DCI	PRINCEPS	INDICATIONS	CONTRE-INDICATIONS	EFFETS INDÉSIRABLES
ZOLMITRIPTAN (comp. pelliculés/existe en comp. orodispersibles qui se dissolvent dans la bouche)	Zomig® ZomigOro®	(*Antimigraineux/ vasoconstricteur*) Traitement de la phase céphalalgique de la crise de migraine	Hypertension modérée ou sévère ATCD d'IDM, d'AVC ou d'AIT Association aux IMAO IRS...	Céphalées Palpitations Somnolence Nausées, vomissements Xérostomie Asthénie...
ZOLPIDEM (comp. sublingual et comp. pelliculés sécables, à prendre au moment du coucher, au lit/le traitement doit être aussi bref que possible)	Edluar® Oratika® Stilnox®	(*Hypnotique et sédatif/ benzodiazépine*) Troubles sévères du sommeil chez l'adulte : – insomnie occasionnelle – insomnie transitoire	Insuffisance respiratoire sévère Syndrome d'apnée du sommeil IHS, aiguë ou chronique Myasthénie	Cauchemars Somnolence Céphalées Vertiges Amnésie antérograde Troubles digestifs...
ZONISAMIDE (gélules, à prendre pendant ou en dehors des repas)	Zonégran®	(*Antiépileptique*) Traitement de l'épilepsie partielle avec ou sans généralisation secondaire	Hypersensibilité à l'un des constituants ou aux sulfamides	Somnolence Sensations vertigineuses Anorexie Diminution des bicarbonates...
ZOPICLONE (comp. pelliculés sécables, à prendre au moment du coucher, au lit/la durée du traitement doit être aussi brève que possible)	Imovane®	(*Hypnotique et sédatif/ benzodiazépine*) Troubles sévères du sommeil chez l'adulte : – insomnie occasionnelle – insomnie transitoire	Insuffisance respiratoire sévère Syndrome d'apnée du sommeil IHS, aiguë ou chronique Myasthénie	Somnolence Xérostomie Dysgueusie Peu fréquents : céphalées, nausées, sensations ébrieuses...

2

PRINCEPS – DCI

Les génériques en un coup d'œil pour les infirmiers 2021–2022

PRINCEPS	DCI
ABILIFY®	Aripiprazole
ABRAXANE®	Paclitaxel
ABSTRAL®	Fentanyl
ACLASTA®	Acide zolédronique
ACNÉTRAIT®	Isotrétinoïne
ACORSPRAY®	Budésonide
ACTIFED ALLERGIE®	Cétirizine
ACTIQ®	Fentanyl
ACTINOX®	MEOPA
ACTISKÉNAN®	Morphine
ACTIVIR®	Aciclovir
ACTONEL®	Risédronate
ACUILIX®	Quinapril + hydrochlorothiazide
ACUITEL®	Quinapril
ACUPAN®	Néfopam
ADALATE LP®	Nifédipine
ADANCOR®	Nicorandil

PRINCEPS	DCI
ADARTREL®	Ropinirole
ADCIRCA®	Tadalafil
ADÉNOSCAN®	Adénosine
ADÉNURIC®	Febuxostat
ADÉPAL®	Lévonorgestrel + éthinylestradiol
ADOPORT®	Tacrolimus
ADRIBLASTINE®	Doxorubicine
ADRIGYL®	Cholécalciférol
ADROVANCE®	Acide alendronique + cholécalciférol Alendronate + cholécalciférol
ADVAGRAF®	Tacrolimus
ADVIL®	Ibuprofène
ADVILGEL®	Ibuprofène
ADVILMED®	Ibuprofène
AÉRIUS®	Desloratadine
AÉRRANE®	Isoflurane
AFINITOR®	Évérolimus

PRINCEPS	DCI
AGRASTAT®	Tirofiban
ALAIRGIX ALLERGIE®	Cétirizine
ALDACTAZINE®	Spironolactone + altizide
ALDACTONE®	Spironolactone
ALFATIL® (... LP®)	Céfaclor
ALGISEDAL®	Paracétamol + codéine
ALGODOL®	Paracétamol
ALIMTA®	Pémétrexed
ALKA SELTZER®	Acide acétylsalicylique
ALMOGRAN®	Almotriptan
ALOPEXY®	Minoxidil
ALOSTIL®	Minoxidil
ALOXI®	Palonosétron
ALPHABUX®	Febuxostat
ALPHAGAN®	Brimonidine
ALTÉIS®	Olmésartan
AMAREL®	Glimépiride

PRINCEPS	DCI
AMLOR®	Amlodipine
AMODEX®	Amoxicilline
AMPLIVAL®	Périndopril + amlodipine
ANAFRANIL®	Clomipramine
ANAPEN®	Adrénaline
ANAUSIN MÉTACLOPRAMIDE LP®	Métoclopramide
ANDROCUR®	Cyprotérone
ANESDERM®	Lidocaïne + prilocaïne
ANEXATE®	Flumazénil
ANTALCALM®	Diclofénac
ANTALNOX®	Naproxène
ANTARÈNE®	Ibuprofène
ANTASOL®	MEOPA
ANTIGONE®	Désogestrel
AOTAL®	Acamprosate
APOKINON®	Apomorphine

PRINCEPS	DCI
APRANAX®	Naproxène
APROVEL®	Irbésartan
AQUAREST®	Carbomère 980
ARACYTINE®	Cytarabine
ARAVA®	Léflunomide
ARCOXIA®	Étoricoxib
ARICEPT®	Donépézil
ARIMIDEX®	Anastrozole
ARIXTRA®	Fondaparinux
AROMASINE®	Exémestane
ART®	Diacéréine
ASMELOR NOVOLIZER®	Formotérol
ASPIRINE®	Acide acétylsalicylique
ASPIRINE PROTECT®	Acide acétylsalicylique
ASPRO®	Acide acétylsalicylique
ASPROFLASH®	Acide acétylsalicylique
ASTERLUNA®	Lévonorgestrel + éthinylestradiol

PRINCEPS	DCI
ATACAND®	Candésartan
ATARAX®	Hydroxyzine
ATHYMIL® (AMM SUPPRIMÉE)	Miansérine
ATRIPLA®	Éfavirenz + emtricitabine + ténofovir
ATROVENT®	Ipratropium
AUGMENTIN®	Amoxicilline + acide clavulanique
AVLOCARDYL®	Propranolol
AVODART®	Dutastéride
AXEPIM®	Céfépime
AZADOSE®	Azithromycine
AZANTAC®	Ranitidine
AZILECT®	Rasagiline
AZOPT®	Brinzolamide
BACTÉRIX®	Nifuroxazide
BACTRIM®	Sulfaméthoxazole + triméthoprime (cotrimoxazole)
BACTRIM FORTE®	Sulfaméthoxazole + triméthoprime (cotrimoxazole)

PRINCEPS	DCI
BALCOGA®	Sildénafil
BARACLUDE®	Entécavir
BAYPRESS®	Nitrendipine
BÉAGYNE®	Fluconazole
BÉCLOSPIN®	Béclométasone
BÉCLOSPRAY®	Béclométasone
BÉCOTIDE®	Béclométasone
BÉLANETTE®	Éthinylestradiol + drospirénone
BENFASION®	Bendamustine
BÉPANTHEN®	Dexpanthénol
BÉTADINE 5 %®	Povidone iodée
BÉTADINE ALCOOLIQUE 5 %®	Povidone iodée
BÉTADINE DERMIQUE 10 %®	Povidone iodée
BÉTADINE SCRUB 4 %®	Povidone iodée
BÉTASERC®	Bétahistine
BI MISSILOR®	Spiramycine + métronidazole

PRINCEPS	DCI
BIAFINE®	Trolamine
BIAFINEACT®	Trolamine
BIBOVEL®	Ivermectine
BIOCALYPTOL®	Pholcodine
BIODALGIC®	Tramadol
BIORGASEPT®	Chlorhexidine
BIPRÉTÉRAX®	Périndopril + indapamide
BI PROFÉNID LP®	Kétoprofène
BIRODOGYL®	Spiramycine + métronidazole
BISEPTINE®	Chlorhexidine + benzalkonium + alcool benzylique
BISEPTINESPRAID®	Chlorhexidine + benzalkonium + alcool benzylique
BISOCÉ®	Bisoprolol
BI-TILDIEM LP®	Diltiazem
BIVALIRUDINE ACCORD®/ CIPLA®	Bivalirudine
BLÉOMYCINE ACCORD®/ BELLON®	Bléomycine

PRINCEPS	DCI
BONDRONAT®	Acide ibandronique Ibandronate
BONVIVA®	Acide ibandronique Ibandronate
BRÉVIBLOC®	Esmolol
BRIAZIDE®	Bénazépril + hydrochlorothiazide
BRICANYL®	Terbutaline
BRIEM®	Bénazépril
BRONCATHIOL®	Carbocistéine
BRONCHOKOD®	Carbocistéine
BRONCOCLAR®	Carbocistéine
BRUFEN®	Ibuprofène
BUPIVACAÏNE ACCORD®/ AGUETTANT®/MYLAN®	Bupivacaïne
BUSILVEX®	Busulfan
BUSPIRONE MYLAN®/ SANDOZ®	Buspirone
CADUET®	Amlodipine + atorvastatine

PRINCEPS	DCI
CALCIPARINE®	Héparine calcique
CALSYN®	Calcitonine
CAMPTO®	Irinotécan
CANCIDAS®	Caspofungine
CANDAZOL®	Sertaconazole
CAPTÉA®	Captopril + hydrochlorothiazide
CARBAGLU®	Acide carglumique
CARBOCAINE®	Mépivacaïne
CARBOPLATINE ACCORD®/ ARROW®/HOSPIRA®/KABI®/ MYLAN®/TEVA®	Carboplatine
CARDENSIEL®	Bisoprolol
CARDIOXANE®	Dexrazoxane
CARLIN®	Gestodène + éthinylestradiol
CARTREX®	Acéclofénac
CARUPI®	Rupatadine
CASODEX®	Bicalutamide

PRINCEPS	DCI
CÉFOXITINE GERDA®/ PANPHARMA®	Céfoxitine
CÉLÉBREX®	Célécoxib
CÉLECTOL®	Céliprolol
CÉLESTÈNE®	Bétaméthasone
CELLCEPT®	Mycophénolate mofétil
CELLTOP®	Étoposide
CÉRAZETTE®	Désogestrel
CERIS®	Trospium
CERTICAN®	Évérolimus
CÉTAVLEX®	Chlorhexidine
CÉTINOR®	Sildénafil
CÉTORNAN®	Ornithine
CHIBRO-PROSCAR®	Finastéride
CHIROCAÏNE®	Lévobupivacaïne
CHOLURSO®	Acide ursodésoxycholique
CHRONADALATE LP®	Nifédipine

PRINCEPS	DCI
CIALIS®	Tadalafil
CIBACÈNE®	Bénazépril
CIBADREX®	Bénazépril + hydrochlorothiazide
CIFLOX®	Ciprofloxacine
CIMÉTIDINE ARROW®/ MYLAN®	Cimétidine
CISPLATINE ACCORD®/ MYLAN®/TEVA®	Cisplatine
CITRATE DE BÉTAÏNE UPSA®/CRISTERS®	Bétaïne (citrate de)
CLAFORAN®	Céfotaxime
CLAMOXYL®	Amoxicilline
CLARADOL®	Paracétamol
CLARADOL CODÉINE®	Paracétamol + codéine
CLAREAL®	Désogestrel
CLARELUX®	Clobétasol
CLARITYNE®	Loratadine
CLARIX®	Carbocistéine

PRINCEPS	DCI
CLIPTOL®	Ibuprofène
CLOBEX®	Clobétasol
COAPROVEL®	Irbésartan + hydrochlorothiazide
CODOLIPRANE®	Paracétamol + codéine
COKENZEN®	Candésartan + hydrochlorothiazide
COLIMYCINE®	Colistiméthate
COLTRAMYL®	Thiocolchicoside
COMBANTRIN®	Pyrantel
COMBIGAN®	Brimonidine + timolol
COMBIVIR®	Lamivudine + zidovudine
COMBODART®	Dutastéride + tamsulosine
COMTAN®	Entacapone
CONEBILOX®	Nébivolol + hydrochlorothiazide
CONCERTA LP®	Méthylphénidate
CONTALAX®	Bisacodyl
CONTRACNÉ®	Isotrétinoïne
CONTRAMAL® (... LP®)	Tramadol

PRINCEPS	DCI
CONVULINE®	Éthinylestradiol + drospirénone
COOLMÉTEC®	Olmésartan + hydrochlorothiazide
COPÉGUS®	Ribavirine
CORBILTA®	Lévodopa + carbidopa + entacapone
CORDARONE®	Amiodarone
CO-RENITEC®	Énalapril + hydrochlorothiazide
COROTROPE®	Milrinone
CORTANCYL®	Prednisone
CORTIMENT®	Budésonide
CORVASAL®	Molsidomine
COSIDIME®	Dorzolamide + timolol
COSOPT®	Dorzolamide + timolol
COTAREG®	Valsartan + hydrochlorothiazide
COTRIATEC®	Ramipril + hydrochlorothiazide
COUMADINE®	Warfarine
COVÉRAM®	Périndopril + amlodipine
COVERSYL®	Périndopril

PRINCEPS	DCI
COZAAR®	Losartan
CRESTOR®	Rosuvastatine
CRIFÈNE®	Ibuprofène
CROMEDIL®	Cromaglicate de sodium
CROMOFREE®	Cromaglicate de sodium
CUBICIN®	Daptomycine
CURACNÉ®	Isotrétinoïne
CURASPOTAQUA®	Peroxyde de benzoyle
CUTACNYL®	Peroxyde de benzoyle
CYMBALTA®	Duloxétine
CYMÉVAN®	Ganciclovir
CYRDANAX®	Dexrazoxane
CYSTINE B6 BAILLEUL®/ BIOGARAN CONSEIL®	Cystine + pyridoxine
DACRYOSÉRUM®	Borax + acide borique
DACRYUM®	Borax + acide borique
DACUDOSES®	Borax + acide borique

PRINCEPS	DCI
DAFALGAN®	Paracétamol
DAFALGAN CODÉINE®	Paracétamol + codéine
DAILY®	Lévonorgestrel + éthinylestradiol
DAIVOBET®	Calcipotriol + bétaméthasone
DALACINE®	Clindamycine
DALACINE T TOPIC®	Clindamycine
DAONIL®	Glibenclamide
DÉBRICALM®	Trimébutine
DÉBRIDAT®	Trimébutine
DECTANCYL®	Dexaméthasone
DELURSAN®	Acide ursodésoxycholique
DÉMÉCLOCYCLINE ACETLAB®	Déméclocycline
DÉPAKINE® (... CHRONO®)	Acide valproïque Valproate de sodium
DÉPAMIDE®	Valpromide
DÉPRÉNYL®	Sélégiline

PRINCEPS	DCI
DERMAZOL®	Éconazole
DERMOVAL®	Clobétasol
DÉROXAT®	Paroxétine
DÉSOBEL®	Désogestrel + éthinylestradiol
DÉSOPOP®	Désogestrel
DÉTENSIEL®	Bisoprolol
DÉTRUSITOL®	Toltérodine
DEXATOPIA®	Glycérol + vaseline + paraffine liquide
DEXDOR®	Dexmédétomidine
DEXEF®	Céfradine
DÉXÉRYLCARE®	Glycérol + vaseline + paraffine liquide
DEXTROCIDINE®	Dextrométhorphane
DIACTANE®	Naftidrofuryl
DIAFURYL®	Nifuroxazide
DIAMICRON®	Gliclazide
DIANE 35®	Cyprotérone + éthinylestradiol
DIARÉTYL®	Lopéramide

PRINCEPS	DCI
DIARFIX®	Racécadotril
DIASEPTYL®	Chlorhexidine
DIASTROLIB®	Lopéramide
DICÉTEL®	Pinavérium
DIFFÉRINE®	Adapalène
DIMÉTANE®	Pholcodine
DIO®	Diosmine
DIOVÉNOR®	Diosmine
DIPRIVAN®	Propofol
DIPROSONE®	Bétaméthasone
DITROPAN®	Oxybutynine
DYVIXAREZ®	Dutastéride + tamsulosine
DOBUTAMINE MYLAN®/ PANPHARMA®	Dobutamine
DOGMATIL®	Sulpiride
DOLI ÉTAT GRIPPAL®	Paracétamol + acide ascorbique + phéniramine
DOLIALLERGIE LORATADINE®	Loratadine

PRINCEPS	DCI
DOLIPRANE®	Paracétamol
DOLKO®	Paracétamol
DONORMYL®	Doxylamine
DOSISEPTINE®	Chlorhexidine
DOSTINEX®	Cabergoline
DOTAREM®	Acide gadotérique
DOXY®	Doxycycline
DOXYLIS®	Doxycycline
DOXYPALU®	Doxycycline
DRILL ALLERGIE®	Cétirizine
DRILL MAUX DE GORGE®	Chlorhexidine + tétracaïne
DROLEPTAN®	Dropéridol
DROSPIBEL®	Éthinylestradiol + drospirénone
DUALKOPT®	Dorzolamide + timolol
DULCOLAX®	Bisacodyl
DUOTRAV®	Travoprost + timolol
DUPHALAC®	Lactulose

PRINCEPS	DCI
DUROGÉSIC®	Fentanyl
DUSPATALIN®	Mébévérine
DYSALFA®	Térazosine
ÉBILFUMIN®	Oséltamivir
ÉBIXA®	Mémantine
ÉCAZIDE®	Captopril + hydrochlorothiazide
ÉCIRAPHAN®	Ulipristal
ÉCOBEC®	Béclométasone
EDLUAR®	Zolpidem
EFFÉRALGAN®	Paracétamol
EFFEXOR LP®	Venlafaxine
ÉFIENT®	Prasugrel
ÉGÉRY®	Érythromycine
ÉLAVIL®	Amitriptyline
ELFASETTE®	Désogestrel
ÉLISOR®	Pravastatine
ELLAONE®	Ulipristal

PRINCEPS	DCI
ÉLOXATINE®	Oxaliplatine
ELSEP®	Mitoxantrone
ÉLUDRIL COLLUTOIRE®	Chlorhexidine + tétracaïne
ÉLUDRIL BAIN DE BOUCHE®	Chlorhexidine + chlorobutanol
ÉLUDRILPRO®	Chlorhexidine + chlorobutanol
ÉMEND®	Aprépitant
ÉMERADE®	Adrénaline
EMLA®	Lidocaïne + prilocaïne
EMLAPATCH®	Lidocaïne + prilocaïne
ENDOXAN®	Cyclophosphamide
ÉNOSITO®	Ténofovir
ENSTILAR®	Calcipotriol + bétaméthasone
ENTOCORT®	Budésonide
ENTONOX®	MEOPA
ENVARSUS®	Tacrolimus
EPIPEN®	Adrénaline
ÉPITOMAX®	Topiramate

PRINCEPS	DCI
ÉPIVIR®	Lamivudine
ERCÉFURYL®	Nifuroxazide
ÉRY®	Érythromycine
ÉRYFLUID®	Érythromycine
ÉRYTHÉDERMYL®	Dexpanthénol
ÉRYTHROCINE®	Érythromycine
ÉRYTHROGEL®	Érythromycine
ÉSIDREX®	Hydrochlorothiazide
ESMÉRON®	Bromure de rocuronium
ESMOCARD®	Esmolol
ESMYA®	Ulipristal
ESTIMA®	Progestérone
ESTROFEM®	Estradiol
ÉTOPOPHOS®	Étoposide
ÉTORING®	Éthinylestradiol + étonogestrel
EUCRÉAS®	Metformine + vildagliptine
EUPANTOL®	Pantoprazole

PRINCEPS	DCI
EUPRESSYL® (... LP)	Urapidil
ÉVANÉCIA®	Lévonorgestrel + éthinylestradiol
EVEPAR®	Cyprotérone + éthinylestradiol
ÉVISTA®	Raloxifène
ÉVOLTRA®	Clofarabine
EXACYL®	Acide tranexamique
EXÉDIEM®	Glycérol + vaseline + paraffine liquide
EXÉLON®	Rivastigmine
EXFORGE®	Amlodipine + valsartan
EXJADE®	Déférasirox
EXOCINE®	Ofloxacine
EXOMUC®	Acétylcystéine
ÉZÉTROL®	Ézétimibe
FAMOTIDINE EG®	Famotidine
FARMORUBICINE®	Épirubicine
FASLODEX®	Fulvestrant
FÉGÉNOR®	Fénofibrate

PRINCEPS	DCI
FELDÈNE®	Piroxicam
FELDÈNE DISPERSIBLE®	Piroxicam
FÉMARA®	Létrozole
FÉMI®	Éthinylestradiol + norgestimate
FENTANYL MYLAN®/ PANPHARMA®/PIRAMAL®/ RENAUDIN®	Fentanyl
FERRIPROX®	Défériprone
FERVEX®	Paracétamol + acide ascorbique + phéniramine
FERVEXRHUME®	Paracétamol + chlorphénamine
FLAGYL®	Métronidazole
FLANID®	Acide tiaprofénique
FLÉCAÏNE® (... LP®)	Flécaïnide
FLECTOR®	Diclofénac
FLECTOR GEL®	Diclofénac
FLECTOR TISSUGEL EP®	Diclofénac
FLECTOR TISSUGEL HÉPARINE®	Diclofénac + héparine sodique

PRINCEPS	DCI
FLIXOTIDE®	Fluticasone
FLIXOVATE®	Fluticasone
FLODIL LP®	Félodipine
FLOLAN®	Époprosténol
FLOXYFRAL®	Fluvoxamine
FLUCON®	Fluorométholone
FLUDARA®	Fludarabine
FLUDEX®	Indapamide
FLUIMICIL EXPECTORANT ACÉTYLCYSTÉINE®	Acétylcystéine
FLUOROURACILE ACCORD®/PFIZER®/TEVA®	Fluorouracile
FLUTAMIDE BIOGARAN®/ EG®/MYLAN®	Flutamide
FOLINATE DE CALCIUM EBEWE®/SANDOZ®/ ZENTIVA®	Folinate de calcium
FONGILEINE®	Éconazole

PRINCEPS	DCI
FORADIL®	Formotérol
FORÈNE®	Isoflurane
FORLAX®	Macrogol 4000
FORLAXLIB®	Macrogol 4000
FORTUM®	Ceftazidime
FORTZAAR®	Losartan + hydrochlorothiazide
FOSAMAX®	Acide alendronique Alendronate
FOSAVANCE®	Acide alendronique + cholécalciférol Alendronate + cholécalciférol
FOSCAVIR®	Foscarnet
FOZIRÉTIC® (AMM SUPPRIMÉE)	Fosinopril + hydrochlorothiazide
FOZITEC® (AMM SUPPRIMÉE)	Fosinopril
FRAGMINE®	Daltéparine
FRAXIPARINE®	Nadroparine
FRAXODI®	Nadroparine

PRINCEPS	DCI
FUCIDINE®	Acide fusidique Fusidate de sodium
FUCITHALMIC®	Acide fusidique
FUNGSTER®	Terbinafine
FURADANTINE®	Nitrofurantoïne
FYRÉMADEL®	Ganirélix
GALVUS®	Vildagliptine
GANFORT®	Bimatoprost + timolol
GAVISCON®	Alginate de sodium + bicarbonate de sodium
GAVISCONELL®	Alginate de sodium + bicarbonate de sodium
GELTIM LP®	Timolol
GÉLUPRANE®	Paracétamol
GEMZAR®	Gemcitabine
GENTAMICINE PANPHARMA®	Gentamicine
GIRLAMEN LP®	Galantamine
GLIBÉNÈSE®	Glipizide
GLIVEC®	Imatinib

PRINCEPS	DCI
GLUCAGEN® (... KIT®)	Glucagon
GLUCOPHAGE®	Metformine
GLUCOR®	Acarbose
GLYPRESSINE®	Terlipressine
GRANDIPAM®	Sildénafil
GRANUDOXY®	Doxycycline
GUTRON®	Midodrine
GYNO PÉVARYL LP®	Éconazole
GYNOPURA® (... LP®)	Éconazole
HAEMOPRESSIN®	Terlipressine
HALDOL®	Halopéridol
HARMONET®	Gestodène + éthinylestradiol
HAVLANE®	Loprazolam
HELMINTOX®	Pyrantel
HÉMI-DAONIL®	Glibenclamide
HÉPARINE CHOAY®	Héparine sodique
HEXATRIONE®	Triamcinolone

PRINCEPS	DCI
HEXOMÉDINE® (...TRANSCUTANÉE®)	Hexamidine
HEXTRIL®	Hexétidine
HIBIDIL®	Chlorhexidine
HIBISCRUB®	Chlorhexidine
HIDONAC®	Acétylcystéine
HUMEX ALLERGIE®	Cétirizine
HUMEX ALLERGIE LORATADINE®	Loratadine
HUMEX CONJONCTIVITE ALLERGIQUE®	Cromaglicate de sodium
HUMEX EXPECTORANT®	Carbocistéine
HUMEX MAL DE GORGE®	Amylmétacrésol + lidocaïne
HUMEX TOUX SÈCHE OXOMÉMAZINE®	Oxomémazine
HUMEXLIB®	Paracétamol + chlorphénamine
HUMEXLIB ÉTAT GRIPPAL®	Paracétamol + acide ascorbique + phéniramine
HYCAMTIN®	Topotécane

PRINCEPS	DCI
HYDRÉA®	Hydroxycarbamide
HYDROCORTISONE BIOCODEX®/PANPHARMA®/ UPJOHN®	Hydrocortisone
HYPÉRIUM®	Rilménidine
HYPNOVEL®	Midazolam
HYTACAND®	Candésartan + hydrochlorothiazide
HYTRINE®	Térazosine
HYZAAR®	Losartan + hydrochlorothiazide
IBUPRADOLL®	Ibuprofène
IKOREL®	Nicorandil
ILOMÉDINE®	Iloprost
IMETH®	Méthotrexate
IMIGRANE®	Sumatriptan
IMIJECT®	Sumatriptan
IMODIUM®	Lopéramide
IMODIUMCAPS®	Lopéramide
IMODIUMLINGUAL®	Lopéramide

PRINCEPS	DCI
IMODIUMLIQUICAPS®	Lopéramide
IMOVANE®	Zopiclone
IMUREL®	Azathioprine
INÉGY®	Ézétimibe + simvastatine
INEXIUM®	Ésoméprazole
INIPEPSIA®	Pantoprazole
INIPOMP®	Pantoprazole
INNOHEP®	Tinzaparine
INSPRA®	Éplérénone
INTÉGRILIN®	Eptifibatide
INTERCRON®	Cromoglicate de sodium
INVANZ®	Ertapénem
IOPAMIRON®	Iopamidol
IPERTEN®	Manidipine
IRESSA®	Géfitinib
ISIMIG®	Frovatriptan
ISOCARD®	Isosorbide

PRINCEPS	DCI
ISOLFAN®	Busulfan
ISOPTINE® (... LP®)	Vérapamil
IXEL®	Milnacipran
IXPRIM®	Paracétamol + tramadol
IZALGI®	Paracétamol + opium
IZÉANE®	Éthinylestradiol + drospirénone
IZILOX®	Moxifloxacine
JANUVIA®	Sitagliptine
JASMINE®	Éthinylestradiol + drospirénone
JASMINELLE®	Éthinylestradiol + drospirénone
JASMINELLECONTINU®	Éthinylestradiol + drospirénone
JOSIR LP®	Tamsulosine
KALÉTRA®	Lopinavir + ritonavir
KALINOX	MEOPA
KARDÉGIC®	Acide acétylsalicylique
KARNODYL®	Propranolol
KEAL®	Sucralfate

PRINCEPS	DCI
KÉFORAL®	Céfalexine
KÉNACORT RETARD®	Triamcinolone
KENDIX®	Aciclovir
KENZEN®	Candésartan
KEPPRA®	Lévétiracétam
KERLONE®	Bétaxolol
KESTIN®	Ébastine
KESTINLYO®	Ébastine
KÉTAMINE PANPHARMA®/ RENAUDIN®	Kétamine
KÉTODERM®	Kétoconazole
KÉTUM® (... LP®)	Kétoprofène
KÉTUM GEL®	Kétoprofène
KIRAVEM®	Méropénem
KIVEXA®	Abacavir + lamivudine
KLIPAL CODÉINE®	Paracétamol + codéine
KRÉDEX®	Carvédilol

PRINCEPS	DCI
KRÉNOSIN®	Adénosine
KRESFLO®	Fluticasone
KRONALIS®	Tadalafil
KYNO®	Minocycline
KYTRIL®	Granisétron
L-THYROXIN HENNING®	Lévothyroxine
LACIDIPINE BIOGARAN®/ RIVOPHARM®	Lacidipine
LACRIFLUID®	Carbomère 980
LACRIGEL®	Carbomère 980
LACRINORM®	Carbomère 980
LACTINETTE®	Désogestrel
LAMALINE®	Paracétamol + opium + caféine
LAMICTAL®	Lamotrigine
LAMIDERM®	Trolamine
LAMISIL® (... 1 %®)	Terbinafine
LAMISILATE®	Terbinafine

PRINCEPS	DCI
LAMISILATE MONODOSE®	Terbinafine
LANZOR®	Lansoprazole
LAROXYL®	Amitriptyline
LASILIX® (... FAIBLE/ RETARD/SPÉCIAL®)	Furosémide
LÉACHIM®	Travoprost
LEDERTREXATE®	Méthotrexate
LEELOO®	Lévonorgestrel + éthinylestradiol
LÉPONEX®	Clozapine
LERCAN®	Lercanidipine
LERCAPRESS®	Énalapril + lercanidipine
LESCOL® (... LP®)	Fluvastatine
LEVACT®	Bendamustine
LÉVITRA®	Vardénafil
LÉVOSOLO®	Lévonorgestrel
LÉVOTHYROX®	Lévothyroxine
LEXOMIL ROCHE COMPRIMÉ BAGUETTE®	Bromazépam

PRINCEPS	DCI
LIDÈNE®	Doxylamine
LIKOZAM®	Clobazam
LINDILANE®	Paracétamol + codéine
LIORÉSAL®	Baclofène
LIPANOR®	Ciprofibrate
LIPANTHYL®	Fénofibrate
LIPOSIC®	Carbomère 980
LIVIAL®	Tibolone
LOCÉRYL®	Amorolfine
LOCOID®	Hydrocortisone
LODOZ®	Bisoprolol + hydrochlorothiazide
LOGIRÈNE®	Amiloride + furosémide
LOLISTREL®	Lévonorgestrel + éthinylestradiol
LOMEXIN®	Fenticonazole
LOPRESSOR® (... LP®)	Métoprolol
LOPRIL®	Captopril
LOVAVULO®	Lévonorgestrel + éthinylestradiol

PRINCEPS	DCI
LOVÉNOX®	Énoxaparine
LOXEN®	Nicardipine
LUDÉAL®	Lévonorgestrel + éthinylestradiol
LUMIGAN®	Bimatoprost
LUTÉNYL®	Nomégestrol
LUTÉRAN®	Chlormadinone
LYRICA®	Prégabaline
LYSANXIA®	Prazépam
MAGNÉ B6®	Magnésium + pyridoxine
MALARONE®	Atovaquone + proguanil
MARIXINO®	Mémantine
MATRIFEN®	Fentanyl
MAXALT®	Rizatriptan
MAXALTLYO®	Rizatriptan
MÉCIR LP®	Tamsulosine
MÉDIATENSYL LP®	Urapidil
MÉDIBRONC®	Carbocistéine

PRINCEPS	DCI
MÉDIKINET®	Méthylphénidate
MÉDIVEINE®	Diosmine
MÉDROL®	Méthylprednisolone
MÉLIANE®	Gestodène + éthinylestradiol
MÉLODIA®	Gestodène + éthinylestradiol
MÉNELRI®	Ciclosporine
MERCILON®	Désogestrel + éthinylestradiol
MÉRONEM®	Méropénem
MESTACINE®	Minocycline
MESTINON®	Bromure de pyridostigmine
MÉTOJECT®	Méthotrexate
MÉTÉOSPASMYL®	Alvérine + siméticone
MIACALCIC®	Calcitonine
MICARDIS®	Telmisartan
MICARDISPLUS®	Telmisartan + hydrochlorothiazide
MICROLAX MACROGOL®	Macrogol 3350

PRINCEPS	DCI
MICROPAKINE LP®	Acide valproïque Valproate de sodium
MIFÉGYNE®	Mifépristone
MIFFÉE®	Mifépristone
MIFLONIL®	Budésonide
MIKICORT®	Budésonide
MILÉVONI®	Lévonorgestrel + éthinylestradiol
MIMPARA®	Cinacalcet
MINERVA®	Cyprotérone + éthinylestradiol
MINESSE®	Gestodène + éthinylestradiol
MINIDIAB®	Glipizide
MINIDRIL®	Lévonorgestrel + éthinylestradiol
MINISINTROM®	Acénocoumarol
MINULET®	Gestodène + éthinylestradiol
MIOREL®	Thiocolchicoside
MIRAPEXIN®	Pramipexole
MOBIC®	Méloxicam

PRINCEPS	DCI
MOCLAMINE®	Moclobémide
MODAMIDE®	Amiloride
MODIGRAF®	Tacrolimus
MODOPAR® (... LP®)	Lévodopa + bensérazide
MODIODAL®	Modafinil
MODURÉTIC®	Amiloride + hydrochlorothiazide
MOGADON®	Nitrazépam
MONAZOL®	Sertaconazole
MONOALGIC LP®	Tramadol
MONOCRIXO LP®	Tramadol
MONOFLOCET®	Ofloxacine
MONOKÉTO®	Kétotifène
MONOOX®	Ofloxacine
MONOPROST®	Latanoprost
MONO-TILDIEM LP®	Diltiazem
MONOZÉCLAR®	Clarithromycine
MONURIL®	Fosfomycine

PRINCEPS	DCI
MOPRAL®	Oméprazole
MOPRALPRO®	Oméprazole
MORPHINE AGUETTANT®/ COOPER®/LAVOISIER®/ RENAUDIN®	Morphine
MOSCONTIN® (... LP®)	Morphine
MOTILIUM®	Dompéridone
MOVICOL®	Macrogol 3350
MUCODRILL®	Acétylcystéine
MUCOMYST®	Acétylcystéine
MUCOPLEXIL®	Carbocistéine
MULTICROM®	Cromaglicate de sodium
MUPIDERM®	Mupirocine
MURTIPA®	Rupatadine
MYCAMINE®	Micafungine
MYCOAPAISYL®	Éconazole
MYCONAIL®	Ciclopirox
MYCOSEDERMYL®	Éconazole

PRINCEPS	DCI
MYCOSKIN®	Ciclopirox
MYCOSTER® (1 %, 8 %)	Ciclopirox
MYFORTIC®	Acide mycophénolique Mycophénolate sodique
MYLERAN®	Busulfan
MYLEUGYNE® (... LP®)	Éconazole
MYNOCINE®	Minocycline
NABUCOX®	Nabumétone
NAFTILUX®	Naftidrofuryl
NALPAIN®	Nalbuphine
NAPROSYNE®	Naproxène
NARAMIG®	Naratriptan
NARAVÉLA®	Éthinylestradiol + norgestimate
NARCAN®	Naloxone
NAROPÉINE®	Ropivacaïne
NASONEX®	Mométasone
NAVELBINE®	Vinorelbine

PRINCEPS	DCI
NÉBILOX®	Nébivolol
NEMDATINE®	Mémantine
NÉOCLARITYN®	Desloratadine
NÉO-CODION®	Codéine
NÉO-MERCAZOLE®	Carbimazole
NÉORAL®	Ciclosporine
NEURONTIN®	Gabapentine
NEXAVAR®	Sorafénib
NICOPASS®	Nicotine
NICOPATCHLIB®	Nicotine
NICORETTE®	Nicotine
NICORETTESKIN®	Nicotine
NICOTINELL TTS®	Nicotine
NIDREL®	Nitrendipine
NIFLUGEL®	Acide niflumique
NIFLURIL® (GÉLULE)	Acide niflumique
NIFLURIL® (SUPPOSITOIRE)	Morniflumate

PRINCEPS	DCI
NIMBEX®	Bésilate de cisatracurium
NIMVASTED®	Rivastigmine
NIQUITIN®	Nicotine
NIQUITINMINIS®	Nicotine
NISIS®	Valsartan
NISISCO®	Valsartan + hydrochlorothiazide
NOCERTONE®	Oxétorone
NOCTAMIDE®	Lormétazépam
NODEX®	Dextrométhorphane
NOLVADEX®	Tamoxifène
NOOTROPYL®	Piracétam
NORADRÉNALINE AGUETTANT®/MYLAN®/ RENAUDIN®	Noradrénaline
NORCODA®	Paracétamol + caféine + codéine
NORLÉVO®	Lévonorgestrel
NOROXINE® (AMM SUPPRIMÉE)	Norfloxacine

PRINCEPS	DCI
NORSET®	Mirtazapine
NORVIR®	Ritonavir
NOVANTRONE®	Mitoxantrone
NOVATREX®	Méthotrexate
NOVONORM®	Répaglinide
NOVOPULMON NOVOLIZER®	Budésonide
NOXAFIL®	Posaconazole
NOYADA®	Captopril
NURÉFLEX®	Ibuprofène
NUROFEN®	Ibuprofène
NUROFENFLASH®	Ibuprofène
NUROFENPRO®	Ibuprofène
NUVARING®	Éthinylestradiol + étonogestrel
ODRIK®	Trandolapril
OFLOCET®	Ofloxacine
OFTALLEN®	Kétotifène

PRINCEPS	DCI
OGAST®	Lansoprazole
OGASTORO®	Lansoprazole
OLMÉTEC®	Olmésartan
OMACOR®	Oméga 3
OMEXEL LP®	Tamsulosine
OMIX LP®	Tamsulosine
ONCOVIN®	Vincristine
ONGLYZA®	Saxagliptine
ONYTEC®	Ciclopirox
OPHTIM®	Timolol
OPRYMÉA®	Pramipexole
OPTICRON®	Cromaglicate de sodium
OPTIDRIL®	Lévonorgestrel + éthinylestradiol
OPTIKINSY®	Éthinylestradiol + norgestimate
OPTILOVA®	Lévonorgestrel + éthinylestradiol
OPTIMIZETTE®	Désogestrel
OPTINESSE®	Gestodène + éthinylestradiol

PRINCEPS	DCI
OPTRUMA®	Raloxifène
ORACÉFAL®	Céfadroxil
ORAMORPH®	Morphine
ORBÉNINE®	Cloxacilline
ORDIPHA®	Azithromycine
ORÉLOX®	Cefpodoxime
ORFADIN®	Nitisinone
ORGALUTRAN®	Ganirélix
ORGARAN®	Danaparoïde
ORMANDYL®	Bicalutamide
ORATIKA®	Zolpidem
OROBUPRÉ®	Buprénorphine
OROFLUCO®	Fluconazole
OROKEN®	Céfixime
OROMONE®	Estradiol
OROPÉRIDYS®	Dompéridone
OROZAMUDOL®	Tramadol

PRINCEPS	DCI
OXSYNIA®	Oxycodone + naloxone
OXYCONTIN LP®	Oxycodone
OXYNORM®	Oxycodone
OXYNOX®	MEOPA
OZIDIA®	Glipizide
PACILIA®	Lévonorgestrel + éthinylestradiol
PADÉRYL®	Codéine
PANADOL®	Paracétamol
PANFUREX®	Nifuroxazide
PANNOGEL®	Peroxyde de benzoyle
PANTOZOL CONTROL®	Pantoprazole
PARATÉRAX®	Périndopril + indapamide
PARIET®	Rabéprazole
PARLODEL®	Bromocriptine
PAZENIR®	Paclitaxel
PENTOFLUX LP®	Pentoxifylline
PERFALGAN®	Paracétamol

PRINCEPS	DCI
PÉRIDYS®	Dompéridone
PERLEANE®	Gestodène + éthinylestradiol
PERMIXON®	Palmier de Floride (extrait du fruit de)
PÉTHIDINE RENAUDIN®	Péthidine
PÉVARYL®	Éconazole
PHYSIOTENS®	Moxonidine
PIVALONE®	Tixocortol
PLAVIX®	Clopidogrel
PLUREXID®	Chlorhexidine
PONAXEM®	Méropénem
POTACTASOL	Topotécane
PRADAXA®	Dabigatran
PRAFSIA®	Prasugrel
PRAXBIND®	Idarucizumab
PRAXILÈNE®	Naftidrofuryl
PRÉTÉRAX®	Périndopril + indapamide
PRÉTERVAL®	Périndopril + indapamide

PRINCEPS	DCI
PRÉVISCAN®	Fluindione
PRÉZISTA®	Darunavir
PRIMPÉRAN®	Métoclopramide
PRITOR®	Telmisartan
PRITORPLUS®	Telmisartan + hydrochlorothiazide
PROCORALAN®	Ivabradine
PROCUTA®	Isotrétinoïne
PRODINAN®	Palmier de Floride (extrait du fruit de)
PROFÉMIGR®	Kétoprofène
PROFÉNID® (... LP®)	Kétoprofène
PROGRAF®	Tacrolimus
PROGYNOVA®	Estradiol
PROKINYL LP®	Métoclopramide
PRONTALGINE®	Paracétamol + caféine + codéine
PROPÉCIA®	Finastéride
PROSTINE VR®	Alprostadil
PROTAMINE CHOAY®	Protamine

PRINCEPS	DCI
PROTOPIC®	Tacrolimus
PROVAMES®	Estradiol
PROZAC®	Fluoxétine
PULMICORT®	Budésonide
PULMICORT TURBUHALER®	Budésonide
PULMODEXANE®	Dextrométhorphane
PYOSTACINE®	Pristinamycine
QUASYM LP®	Méthylphénidate
QUATOR®	Tadalafil
QUIETILINE®	Bromazépam
QUINOFREE®	Ofloxacine
RÉBÉTOL®	Ribavirine
RAPIFEN®	Alfentanil
RÉCIVIT®	Fentanyl
RELPAX®	Élétriptan
RÉMINYL®	Galantamine
REMODULIN®	Tréprostinil

PRINCEPS	DCI
RÉNAGEL®	Sévélamer
RENITEC®	Énalapril
RENVÉLA®	Sévélamer
RÉQUIP® (... LP®)	Ropinirole
RÉSITUNE®	Acide acétylsalicylique
RÉTROVIR®	Zidovudine
RÉVATIO®	Sildénafil
RÉVIA®	Naltrexone
REVLIMID®	Lénalidomide
RÉYATAZ®	Atazanavir
RHÉOFLUX®	Troxérutine
RHINATHIOL	Carbocistéine
RHINOCORT®	Budésonide
RILUTEK®	Riluzole
RISORDAN®	Isosorbide
RISPERDAL®	Rispéridone
RISPERDALCONSTA LP®	Rispéridone

PRINCEPS	DCI
RITALINE LP®	Méthylphénidate
ROACCUTANE®	Isotrétinoïne
ROCÉPHINE®	Ceftriaxone
RODOGYL®	Spiramycine + métronidazole
ROVALCYTE®	Valganciclovir
ROVAMYCINE 3 M. UI®	Spiramycine
RULID®	Roxithromycine
RYTHMOL®	Propafénone
SANDOSTATINE® (... LP®)	Octréotide
SAWIS®	Diénogest
SEASONIQUE®	Lévonorgestrel + éthinylestradiol
SÉBIPROX 1,5 %®	Ciclopirox
SECTRAL® (... LP®)	Acébutolol
SÉLOKEN® (... LP®)	Métoprolol
SEPTANEST ADRÉNALINÉE®	Articaïne + adrénaline
SEPTÉAL®	Chlorhexidine
SEPTIVON®	Chlorhexidine

PRINCEPS	DCI
SERC®	Bétahistine
SÉRÉPROSTA®	Palmier de Floride (extrait du fruit de)
SÉRÉTIDE®	Fluticasone + salmétérol
SÉROPLEX®	Escitalopram
SÉROPRAM®	Citalopram
SÉTOFILM®	Odansétron
SÉVORANE®	Sévoflurane
SÉVRÉDOL®	Morphine
SIBÉLIUM®	Flunarizine
SIFROL®	Pramipexole
SILODYX®	Silodosine
SINEMET® (... LP®)	Lévodopa + carbidopa
SINGULAIR®	Montélukast
SINTROM®	Acénocoumarol
SIROCTID®	Octréotide
SKÉNAN LP®	Morphine
SMECTA®	Diosmectite

PRINCEPS	DCI
SOLIAN®	Amisulpride
SOLUMÉDROL®	Méthylprednisolone
SOLUPRED®	Prednisolone
SOTALEX®	Sotalol
SPANOR®	Doxycycline
SPASFON®	Phloroglucinol + triméthylphloroglucinol
SPASFON LYOC®	Phloroglucinol
SPASMOCALM®	Phloroglucinol
SPÉCIALFOLDINE®	Acide folique
SPÉDIFEN®	Ibuprofène
SPIRIVA®	Tiotropium
SPORANOX®	Itraconazole
SPORANOX SOLUTION BUVABLE®	Itraconazole
SPOTOF®	Acide tranexamique
SPRYCEL®	Dasatinib
STABLON®	Tianeptine
STAGID®	Metformine

PRINCEPS	DCI
STALÉVO®	Lévodopa + carbidopa + entacapone
STÉOVESS®	Acide alendronique Alendronate
STÉRIDOSE®	Borax + acide borique
STILNOX®	Zolpidem
STRÉFEN®	Flurbiprofène
STREPSILS®	Amylmétacrésol
STREPSILS LIDOCAÏNE®	Amylmétacrésol + lidocaïne
STRÉSAM®	Étifoxine
STROMECTOL®	Ivermectine
SUBOXONE®	Buprénorphine + naloxone
SUBUTEX®	Buprénorphine
SUFENTA®	Sufentanil
SUPRANE®	Desflurane
SURBRONC EXPECTORANT AMBROXOL®	Ambroxol
SURGAM®	Acide tiaprofénique

PRINCEPS	DCI
SUSTIVA®	Éfavirenz
SUTENT	Sunitinib
SYNTOCINON®	Oxytocine
TADIM®	Colistiméthate
TAHOR®	Atorvastatine
TAKADOL®	Tramadol
TAKROZEM®	Tacrolimus
TAMIFLU®	Oseltamivir
TANGANIL®	Acétylleucine
TANGANILPRO®	Acétylleucine
TARCÉVA®	Erlotinib
TAREG®	Valsartan
TAVANIC®	Lévofloxacine
TAXOTÈRE®	Docétaxel
TAZOCILLINE®	Pipéracilline + tazobactam
TCAPS®	Lévothyroxine
TÉGLUTIK®	Riluzole

PRINCEPS	DCI
TÉGRÉTOL® (... LP®)	Carbamazépine
TELFAST®	Fexofénadine
TÉMÉRIT®	Nébivolol
TÉMÉRITDUO®	Nébivolol + hydrochlorothiazide
TÉMESTA®	Lorazépam
TEMGÉSIC®	Buprénorphine
TÉMODAL®	Témozolomide
TÉMOMÉDAC®	Témozolomide
TENDOL®	Diclofénac
TÉNORDATE®	Aténolol + nifédipine
TÉNORMINE®	Aténolol
TENSTATEN®	Ciclétanine
TÉOULA®	Zofénopril
TÉRALITHE®	Lithium
TERCIAN®	Cyamémazine
TETMODIS®	Tétrabénazine
TÉTRALYSAL®	Lymécycline

PRINCEPS	DCI
THALIDOMIDE ACCORD®/ CELGÈNE®	Thalidomide
THÉVIER®	Lévothyrox
THIOPHÉNICOL®	Thiamphénicol
THIOPENTAL MÉDIPHA®/ PANPHARMA®	Thiopental
THYROFIX®	Lévothyroxine
TIAPRIDAL®	Tiapride
TICLID®	Ticlopidine
TIÉNAM®	Imipénem + cilastatine
TIGREAT®	Frovatriptan
TILDIEM®	Diltiazem
TIMABAK®	Timolol
TIMOCOMOD®	Timolol
TIMOPTOL® (... LP®)	Timolol
TIORFAN®	Racécadotril
TIORFANOR®	Racécadotril

PRINCEPS	DCI
TIORFAST®	Racécadotril
TOBRABACT®	Tobramycine
TOBRADEX®	Tobramycine + dexaméthasone
TOBREX®	Tobramycine
TOCTINO®	Alitrétinoïne
TODEXAL®	Tobramycine + dexaméthasone
TOLEXINE®	Doxycycline
TOPALGIC® (... LP®)	Tramadol
TOPLEXIL®	Oxomémazine
TRACLEER®	Bosentan
TRACRIUM®	Bésilate d'atracurium
TRACTOCILE®	Atosiban
TRANSACALM®	Trimébutine
TRANSIPEG®	Macrogol 3350
TRANXÈNE®	Clorazépate
TRAVATAN®	Travoprost
TRIACÉFAN®	Ceftriaxone

PRINCEPS	DCI
TRIAFÉMI®	Éthinylestradiol + norgestimate
TRIATEC®	Ramipril
TRIFLUCAN®	Fluconazole
TRILEPTAL®	Oxcarbazépine
TRINORDIOL®	Lévonorgestrel + éthinylestradiol
TRISÉNOX®	Arsenic trioxyde
TRIZIVIR®	Abacavir + lamivudine + zidovudine
TROSPIPHARM®	Trospium
TRUSOPT®	Dorzolamide
TRUVADA®	Emtricitabine + ténofovir
TSOLUDOSE®	Lévothyroxine
TUSSIDANE®	Dextrométhorphane
TYGACIL®	Tigécycline
ULCAR®	Sucralfate
ULTIVA®	Rémifentanil
UNIFLOX®	Ciprofloxacine
UNIPEXIL®	Minoxidil

PRINCEPS	DCI
UPFEN®	Ibuprofène
URBANYL®	Clobazam
URIDOZ®	Fosfomycine
URION®	Alfuzosine
UROMITEXAN®	Mesna
UROREC®	Silodosine
UTROGESTAN®	Progestérone
UVEDOSE®	Cholécalciférol
VALDOXAN®	Agomélatine
VALIUM ROCHE®	Diazépam
VANCOCINE® (AMM SUPPRIMÉE)	Vancomycine
VARIQUEL®	Terlipressine
VARNOLINE® (... CONTINU®)	Désogestrel + éthinylestradiol
VASTAREL®	Trimétazidine
VASTEN®	Pravastatine
VEINAMITOL®	Troxérutine

PRINCEPS	DCI
VELCADE®	Bortézomib
VÉLÉTRI®	Époprosténol
VÉNACLAR®	Diosmine
VENTOLINE®	Salbutamol
VÉSICARE®	Solifénacine
VFEND®	Voriconazole
VIAGRA®	Sildénafil
VIBRAMYCINE®	Doxycycline
VIDEX®	Didanosine
VIMPAT®	Lacosamide
VIRAMUNE®	Névirapine
VIREAD®	Ténofovir
VIRLIX®	Cétirizine
VISANNE®	Diénogest
VITAMINE D3 BON®	Cholécalciférol
VIZARSIN®	Sildénafil
VOLIBRIS®	Ambrisentan

PRINCEPS	DCI
VOLTARENACTIGO®	Diclofénac
VOLTARÈNE® (... LP®)	Diclofénac
VOLTARÈNE EMULGEL®	Diclofénac
VOLTARENPLAST®	Diclofénac
VOLTARENSPÉ®	Diclofénac
VONA®	Ivermectine
WELLVONE®	Atavaquone
WYSTAMM®	Rupatadine
WYTENS®	Bisoprolol + hydrochlorothiazide
XAGRID®	Anagrélide
XALACOM®	Latanoprost + timolol
XALATAN®	Latanoprost
XAMIOL®	Calcipotriol + bétaméthasone
XANAX®	Alprazolam
XARELTO®	Rivaroxaban
XATRAL® (... LP®)	Alfuzosine
XÉLÉVIA®	Sitagliptine

PRINCEPS	DCI
XÉLODA®	Capécitabine
XÉNAZINE®	Tétrabénazine
XÉNICAL®	Orlistat
XÉROQUEL LP®	Quétiapine
XYBILUN®	Sildénafil
XYLOCAÏNE®	Lidocaïne
XYLOCAÏNE ADRÉNALINE®	Lidocaïne + adrénaline
XYREM®	Sodium (oxybate de)
XYZALL®	Lévocétirizine
YAZ®	Éthinylestradiol + drospirénone
ZADITEN® (... LP®)	Kétotifène
ZALASTA®	Olanzapine
ZALDIAR®	Tramadol + paracétamol
ZALERG®	Kétotifène
ZALERGONIUM®	Kétotifène
ZAMUDOL LP®	Tramadol
ZANEXTRA®	Énalapril + lercanidipine

PRINCEPS	DCI
ZANIDIP®	Lercanidipine
ZAVEDOS®	Idarubicine
ZAVESCA®	Miglustat
ZÉBINIX®	Eslicarbazépine
ZÉCLAR®	Clarithromycine
ZEFFIX®	Lamivudine
ZÉLITREX®	Valaciclovir
ZESTORÉTIC®	Lisinopril + hydrochlorothiazide
ZESTRIL®	Lisinopril
ZIAGEN®	Abacavir
ZINDACLINE®	Clindamycine
ZINNAT®	Céfuroxime
ZITHROMAX® (... MONODOSE®)	Azithromycine
ZOCOR®	Simvastatine
ZOFÉNIL®	Zofénopril
ZOLOFT®	Sertraline

PRINCEPS	DCI
ZOLTUM®	Oméprazole
ZOMÉTA®	Acide zolédronique
ZOMIG®	Zolmitriptan
ZOMIGORO®	Zolmitriptan
ZONDAR®	Diacéréine
ZONÉGRAN®	Zonisamide
ZOPHREN®	Ondansétron
ZOVIRAX®	Aciclovir
ZOXAN LP®	Doxazosine
ZUMALGIC®	Tramadol
ZYLORIC®	Allopurinol
ZYMAD®	Cholécalciférol
ZYPREXA®	Olanzapine
ZYPREXA VÉLOTAB®	Olanzapine
ZYRTEC®	Cétirizine
ZYRTECSET®	Cétirizine
ZYVOXID®	Linézolide

Elsevier Masson SAS
65, rue Camille-Desmoulins
92442 Issy-les-Moulineaux cedex

Dépôt légal : janvier 2021

Composition : SPI

Imprimé en Pologne par Dimograf